Sin dientes
y a bocados

Sin dientes
y a bocados

Juan Llorca
y Melisa Gómez

VERGARA

Gracias a **Sonia Mocholí** por haber hecho real y de una forma tan bonita una etapa tan importante en la vida de los más pequeños de la casa.

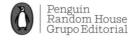

Primera edición: octubre de 2018
Decimoséptima reimpresión: noviembre de 2023

© 2018, Juan Llorca y Melisa Gómez
© 2018, Juan Llorca, por el texto
© 2018, Juan Llorca y NutriKids, por las ilustraciones y fotografías
Este libro ha sido publicado por mediación de Ute Körner Literary Agent, *www.uklitag.com*
© 2018, Penguin Random House Grupo Editorial, S. A. U.
Travessera de Gràcia, 47-49. 08021 Barcelona

Printed in Spain – Impreso en España

ISBN: 978-84-16076-88-8
Depósito legal: B-16.605-2018

Compuesto en M. I. Maquetación, S. L.

Impreso en Gómez Aparicio, S. L.
Casarrubuelos (Madrid)

VE7688B

CONTENIDOS

INTRODUCCIÓN
MELISA GÓMEZ & JUAN LLORCA

Somos una nutricionista pediátrica y un chef especializado en alimentación infantil a quienes nos apasiona lo que hacemos y nos mueve desterrar viejos mitos dando a conocer nuevas formas de alimentarse con contenido científico, sin «aditivos», que permitan poner en el escalón que merece la necesidad de una alimentación infantil sana y sabrosa.

● ●

Dietista-nutricionista, especialista en nutrición clínica en pediatría y asesora de lactancia. Me dedico desde hace 10 años al tratamiento dietético nutricional tanto de niños sanos como de niños con sobrepeso u obesidad, alergias e intolerancias o diabetes.

Colaboro en distintos medios impresos y digitales, soy miembro del Colegio de Dietistas y Nutricionistas de la Comunidad Valenciana (CoDiNuCoVa), de Dietética Sin Patrocinadores y de la Sociedad Latinoamericana de Nutrición, embajadora de Food Revolution Valencia y «mamá en acción».

Hace 4 años creé Nutrikids, proyecto a través del cual realizo formación, difusión de contenidos, asesoría y apoyo a familias y distintos colectivos para mejorar la nutrición de los más pequeños.

Chef con más de 22 años de experiencia, soy responsable de alimentación de Valencia Montessori School, la primera escuela en España con Chef Km0 y sello Slowfood. Promuevo una alimentación libre de procesados, azúcares, totalmente natural y de temporada.

También soy creador y director de la escuela de cocina para adultos The Wholesome Kitchen, impulsor de la primera línea de cátering de alimentación infantil sin procesados Roots, youtuber, divulgador, consultor y formador en comedores escolares.

Para mí es un placer haber sido reconocido como chef representando a Valencia, mi ciudad natal, como Capital Mundial de la Alimentación 2017, así como haber obtenido el premio del concurso Bloguero Cocinero del Año en Canal Cocina 2016.

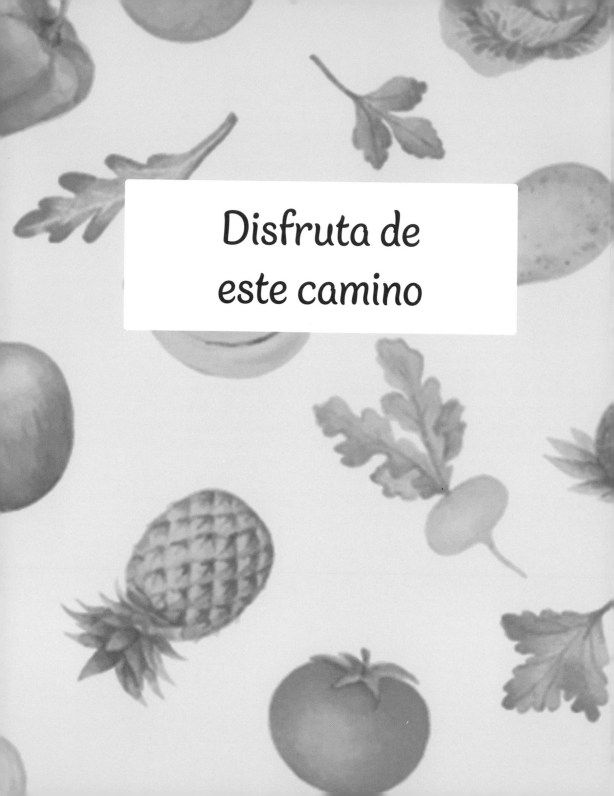

Disfruta de este camino

¿QUÉ ES EL BLW?
BABY LED WEANING

Estas siglas provienen de «Baby Led Weaning», que se podría traducir como alimentación dirigida por el bebé o autorregulada, ya que consiste en permitir que el bebé se alimente por sí mismo desde el principio, ofreciéndole trozos de alimentos blandos que pueda tomar con las manos para llevárselos a la boca, masticarlos (con las encías si aún no tiene dientes) y, una vez que se sienta preparado, tragarlos.

Al poner en práctica este método se aconseja ofrecer progresivamente al bebé las mismas preparaciones que come el resto de la familia con pequeñas adaptaciones, tales como evitar el uso de sal o cocer algunos alimentos al vapor unos minutos para ablandarlos (por ejemplo, zanahoria, pera…).

La filosofía detrás del BLW es permitir que tu bebé se alimente por sí mismo a partir de los 6 meses, descartando así la necesidad de preparar purés o papillas, lo que desde el principio le dará la oportunidad de explorar una variedad de sabores y texturas, ayudándolo a desarrollar buenos hábitos alimentarios.

BENEFICIOS DEL BLW

1. Da al bebé la **oportunidad de explorar** distintos sabores y texturas, facilitando así la aceptación de una mayor variedad de alimentos.

2. **Previene la sobrealimentación**, ya que enfatiza en que sea el niño quien se lleve la comida a la boca, permitiéndole regular mejor la cantidad de comida que consume.

3. Contribuye al desarrollo de las **habilidades motrices** del bebé.

4. Se ofrece **comida real desde el principio**, evitando productos dirigidos para bebés como papillas de cereales (con su correspondiente aporte de azúcares), y se **promueve la adaptación del paladar a estos sabores**.

5. Anima a madres y padres a compartir con sus hijos preparaciones saludables en torno a la mesa familiar, **enseñándoles a alimentarse mediante el ejemplo y disfrutando juntos del momento de comida**.

6. **Promueve el respeto de las señales de hambre y saciedad**, así como de los ritmos de comida de cada niño.

7. **Ahorra tiempo y esfuerzo,** ya que se preparará una sola comida para toda la familia.

8. Estimula la **creación de mejores hábitos alimentarios** desde el inicio contribuyendo a la prevención del sobrepeso u obesidad infantil.

LACTANCIA MATERNA Y BLW
COMBINACIÓN PERFECTA

La leche materna es el alimento óptimo para el bebé desde el nacimiento hasta los 6 meses de vida, ya que, además de aportar todos los nutrientes necesarios e ir modificando su composición para ajustarse al crecimiento y a las demandas de esta etapa, aportará elementos que no encontraremos en las leches de fórmula. La salud de la madre también se verá beneficiada con ello.

La leche materna ayuda a fortalecer el sistema inmune del bebé y lo protege de enfermedades. Es aquí donde encontramos un gran beneficio respecto a la fórmula infantil, ya que no solo resulta de gran importancia durante los primeros 6 meses de vida, sino que también seguirá siendo un verdadero apoyo para el bebé hasta el momento en que se realice el destete.

Esto ocurre gracias a que la leche materna aporta anticuerpos como la inmunoglobulina, la lactoferrina, la lisozima y los linfocitos vivos, que protegerán la flora intestinal del bebé, pues gracias a ellos se evitará la absorción de antígenos alimentarios, lo cual es vital para promover el desarrollo de tolerancia. Además, con ello se previenen infecciones y disminuye el riesgo de padecer enfermedades alérgicas como rinitis, dermatitis atópica o asma.

Los niños alimentados con leche materna han demostrado enfermarse menos de neumonía, infecciones respiratorias bajas, otitis media, diarrea y enfermedad inflamatoria intestinal, entre otras afecciones.

Por estas razones, debemos promover que la lactancia materna se instaure desde el nacimiento y se mantenga durante al menos los primeros 2 años de vida y, para que esto pueda cumplirse, resultará de vital importancia que las familias estén debidamente informadas y reciban la atención y el apoyo necesarios durante todo el proceso.

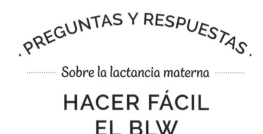

HACER FÁCIL EL BLW

Debido a que la leche materna cambia de sabor según los alimentos que ingiere la madre, los bebés amamantados se adaptarán con mayor facilidad a los distintos sabores de alimentos ofrecidos posteriormente y podrán ser menos selectivos en su alimentación futura.

Una vez llega el momento de iniciar la alimentación complementaria (AC), los bebés amamantados tendrán ventajas en cuanto a la aceptación de sabores y deberá mantenerse la misma premisa de la lactancia a demanda, que permite ofrecer leche materna las veces que el bebé quiera y en la cantidad que desee.

· ·

¿Quiere decir esto que un bebé alimentado con fórmula no podrá crecer de manera saludable?

Para nada: las fórmulas infantiles serán una alternativa válida a las que recurrir en casos en los que no sea posible ofrecer leche materna. Resultará conveniente contar con el apoyo de una asesora o consejera de lactancia, de modo que puedan superarse muchas de las situaciones que suelen dar pie al abandono precoz de la misma.

¿Todos los bebés pueden iniciar la alimentación complementaria con BLW?

Aunque en la mayoría de las familias el BLW podrá instaurarse con éxito, no es adecuado en todos los contextos, como por ejemplo en algunos casos de prematuridad o de compromiso neurológico, entre otros. En estas circunstancias, lo adecuado sería consultarlo previamente con el pediatra y el dietista-nutricionista para recibir la asesoría apropiada.

EL CONTACTO PIEL CON PIEL (madre-bebé) facilita al niño:

1   El mantenimiento de una temperatura adecuada.
2   La regulación de su frecuencia respiratoria y cardíaca.
3   El desarrollo de un vínculo de apego saludable y duradero entre la madre y el bebé.
4   La disminución del riesgo de padecer obesidad en la infancia y en la vida adulta.
5   Un mejor control de la saciedad; además, se ha relacionado a niveles de ganancia de peso más adecuados durante la etapa de lactancia.

Si quieres más información acerca de la lactancia materna, visita:

www.aeped.es/comite-lactancia-materna/documentos/lactancia-materna-en-ninos-mayores-o-prolongada

INICIAR LA ALIMENTACIÓN COMPLEMENTARIA (AC)

Cuando hablamos de **alimentación complementaria (AC)** nos referimos al momento en el que ofreceremos a nuestros bebés alimentos distintos de la leche materna o, en su defecto, de la fórmula infantil, con el fin de aumentar el aporte de algunos nutrientes como el hierro y prepararlos para la llegada del momento de incorporarse a la mesa familiar, por lo que será importante ir ofreciéndoles distintas texturas y sabores que nos ayuden en la tarea de educar su paladar, para así lograr instaurar una dieta saludable en el futuro.

....

Una vez llegado el momento de iniciar la alimentación complementaria, nos encontraremos con una serie de dudas que deberemos responder antes de ponernos en marcha: ¿qué alimento es mejor ofrecer primero?, ¿cómo se lo ofreceremos?, ¿debemos evitar alguno? Resolveremos estas y otras cuestiones a continuación.

....

El objetivo de este proceso alimentario es el de **complementar**, ya que el principal alimento del bebe seguirá siendo la leche materna o la fórmula infantil hasta cumplir los 12 meses.

Durante mucho tiempo se recomendó iniciar la AC probando los alimentos triturados (en papillas o purés), pero desde hace algunos años las familias han ido descubriendo que existen otras formas de hacerlo, como el método BLW.

¿CÓMO PUEDO SABER SI MI BEBÉ ESTÁ PREPARADO?

El momento oportuno para ofrecer alimentos distintos de la leche materna o la fórmula dependerá de los siguientes factores:

Madurez neurológica

Aunque sabemos que cada niño se desarrolla a un ritmo distinto, existen patrones comunes que pueden identificarse. A partir del cuarto mes, el bebé suele ser capaz de sentarse con apoyo, levantar la cabeza y llevarse las manos a la boca. El **reflejo de extrusión** se va perdiendo (este reflejo tiene la función de expulsar de la boca, con la ayuda de la lengua, cualquier alimento sólido) y el pequeño puede estirarse hacia la comida y abrir la boca, así como alejar o girar la cabeza para indicarnos que está satisfecho.

Madurez gastrointestinal

A partir del cuarto mes se alcanza una óptima producción de enzimas, pero el desarrollo inmunológico intestinal se adquiere a partir de los 6 meses.

Madurez renal

Desde los 4 meses, la capacidad de concentración es adecuada, y hacia los 6 meses la madurez de la función renal permite una mayor variedad de componentes de la dieta.

Puede que, en algunos casos, a los bebés prematuros se les recomiende esperar un poco más para empezar a probar alimentos sólidos (de acuerdo con la edad corregida).

La organización Mundial de la Salud (OMS) y la Asociación Española de Pediatría (AEP) recomiendan iniciar la introducción de alimentos a partir de los 6 meses.

Pero, más allá de fijarnos en una edad determinada, debemos prestar atención a las siguientes señales, que pueden orientarnos sobre si el bebé está preparado para dar este paso:

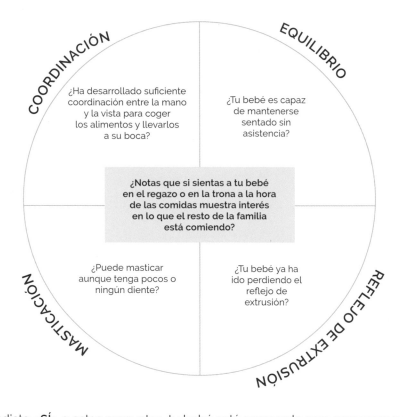

Si respondiste «**SÍ**» a estas preguntas, tu bebé está preparado para comenzar a probar alimentos distintos de la leche materna o la fórmula.

En caso de que respondas «**NO**» a alguna de las preguntas, según la edad de tu bebé, podrías esperar algunas semanas más y/o consultar con el equipo de salud.

¿QUÉ PODRÍA PASAR SI EMPIEZAS ANTES?
POSIBLES RIESGOS

La Sociedad Europea de Gastroenterología, Hepatología y Nutrición Pediátricas (ESPGHAN) establece un mínimo de 17 semanas para el inicio de la AC, aunque recomienda esperar hasta los 6 meses. Estas recomendaciones se basan en el hecho de que si comenzáramos antes podríamos enfrentarnos a riesgos como:

· ·

Desnutrición, anemia y deficiencias nutricionales

Debidas a interferencias en la absorción de nutrientes presentes en la leche materna o por disminución en la ingesta de leche materna (o fórmula de inicio), que cubre por completo los requerimientos del niño en el primer semestre de vida.

Enfermedades respiratorias

Causadas por un accidente de broncoaspiración que se debe a la inmadurez neurológica.

Mayor riesgo de presentar obesidad en el futuro

No solo a causa de un aporte inadecuado de algunos nutrientes, sino también a que el bebé aún no presenta la madurez apropiada, por lo que no será capaz de mostrar señales de saciedad. Esto dará lugar a una alimentación forzada o sobrealimentación.

Aparición de diarreas

Ocasionadas por una digestión y absorción deficiente (inmadurez gastrointestinal).

Antes de dar este paso es importante que cada niño/a sea evaluado por un **equipo de profesionales** de la salud (pediatra, dietista-nutricionista, otros especialistas según sea necesario), quienes, teniendo en cuenta su estado nutricional, su desarrollo neurológico y sus características, podrán ofrecerte un **plan a medida** para lograr una introducción de alimentos exitosa.

¿QUÉ ALIMENTOS PUEDE PROBAR PRIMERO?

Actualmente no contamos con la evidencia suficiente para recomendar comenzar por un grupo de alimentos en lugar de otros, por lo que se podrían ofrecer **frutas** como el plátano, la pera o la sandía, **vegetales** como la calabaza o el calabacín, o **tubérculos** como la patata o el boniato, entre otros.

Sí que será recomendable que, cada vez que les ofrezcamos un nuevo alimento, nos aseguremos de **esperar entre 1 y 3 días** (según el alimento) antes de realizar una nueva prueba, ya que, de aparecer algún signo o síntoma de alergia, podríamos identificar fácilmente el elemento responsable.

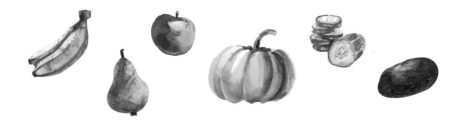

ALIMENTOS QUE HAY QUE EVITAR

ANTES DE SU PRIMER CUMPLEAÑOS

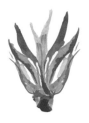

Algas

Frutos secos enteros

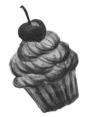

Azúcar

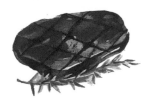

Carnes de caza o carnes
poco hechas

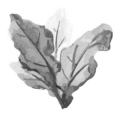

Espinacas, acelgas
y borraja

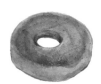

Ultraprocesados

Sal

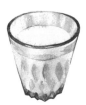

Bebidas de arroz

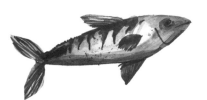

Pescados de
gran tamaño

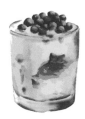

Lácteos desnatados

Algas, espinacas, alcegas y borraja , carnes de caza o carne poco hecha, ultraprocesados, bebidas de arroz.

Frutos secos enteros

Pueden comerse en crema o triturados.

Azúcar

Así como los productos que la contienen: **galletas** (aunque estén destinadas a bebés), **cereales infantiles, purés o potitos y yogures para bebés**, ya que, además de contribuir con la actual epidemia de sobrepeso, podrán dificultar la aceptación de alimentos como las verduras.

También deberemos evitar **la miel y los edulcorantes**, y como norma general todos los endulzantes de la dieta hasta superar los 24 meses.

Sal

Tras los 12 meses comenzaremos a agregar una pizca de sal yodada a las preparaciones de la familia.

Pescados de gran tamaño

Como el emperador o el atún.

Mariscos

Gambas, langostinos, cigalas...

Lácteos desnatados

Pueden probarse los lácteos enteros en pequeñas cantidades, pero nunca en sustitución de la leche materna o la fórmula. Debe evitarse también la leche sin pasteurizar.

¿CUÁNTO DEBE COMER MI BEBÉ?

¿Debemos preocuparnos por las cantidades de alimentos que come el niño?

Se debe tener presente que la principal fuente de nutrientes del bebé hasta los 12 meses seguirá siendo la leche materna (o la fórmula infantil), por lo que nuestra responsabilidad será la de ofrecer alimentos saludables. No obstante, la cantidad la decidirá siempre el bebé en función de su apetito.

Inicialmente, puede que el bebé solo juegue con los alimentos que le ofreces, pero todo esto forma parte del desarrollo y pronto comenzará a probarlos, masticarlos y tragarlos.

En caso de que el niño no quisiera probar ningún alimento ofrecido y/o presentara pérdida o estancamiento de peso, **consúltalo con tu equipo de salud.**

BLW Y EL ATRAGANTAMIENTO

SI LE DAMOS TROZOS, ¿NO SE ATRAGANTARÁ?

Este es uno de los principales temores de las familias que quieren poner en práctica el BLW, y para abordarlo tendremos que diferenciar varios conceptos: **hacer arcadas, atragantamiento y asfixia o ahogo.**

Las **arcadas** forman parte del proceso de aprendizaje sobre la alimentación y no ocurren exclusivamente con sólidos, sino que también tienen lugar al ofrecer papillas o purés. En estos casos, el bebé, al sentir un trozo o porción de alimento en la parte de atrás de la lengua, comenzará a toser y hacer movimientos con esta para intentar expulsarlo o para devolverlo a la parte delantera de la boca antes de sentirse seguro y finalmente tragarlo. Esto también se conoce como un episodio de **atragantamiento.**

En caso de que esto ocurra, **será recomendable mantener la calma y evitar asustar al bebé** para que este sea capaz de aprender a gestionar los alimentos en un entorno tranquilo y seguro, y progresar a su ritmo hasta que cada vez las arcadas sean menos frecuentes.

Por otra parte, **el ahogo o asfixia se refiere a cuando el flujo de aire se ve interrumpido por la presencia de un trozo de alimento (u objeto) que obstruye las vías respiratorias** y que podría comprometer el mantenimiento de la respiración del bebé. **Para evitar que esto pueda ocurrir, debemos seguir ciertas medidas de seguridad** que revisaremos más adelante.

· ·

Vale la pena mencionar en este apartado que, según en los últimos estudios realizados al respecto,[*] los bebés que practican el BLW no sufren mayores episodios de atragantamiento que aquellos que inician la AC por medio de papillas.

[*] http://pediatrics.aappublications.org/content/early/2016/09/15/peds.2016-0772

CONSEJOS

1   **Prueba los alimentos antes de ofrecerlos para asegurarte de que estén lo suficientemente blandos** (como para que los puedas aplastar presionándolos contra el paladar con ayuda de la lengua) o que sean lo bastante grandes y fibrosos como para que, al chuparlos, no se desprendan trozos pequeños, como tiras de carne o pollo. **Esto será especialmente importante durante los primeros meses.**

2   **Asegúrate de ofrecer trozos grandes** (más grandes que el puño del bebé o más largos que su mano) durante los primeros meses. Una vez aparezca el dominio de la pinza se podrá ir reduciendo poco a poco el tamaño de los alimentos ofrecidos.

3   **Asegúrate de que el bebé esté sentado correctamente al comer:** no debe estar inclinado hacia atrás.

4   **Nunca dejes al bebé alimentarse sin supervisión,** debemos acompañar el proceso de principio a fin.

5   **Sería recomendable realizar un curso de primeros auxilios** para disponer de herramientas y saber cómo actuar ante un episodio de asfixia, que no necesariamente estaría ocasionado por algún alimento, sino que podría ocurrir con cualquier objeto pequeño de la casa.

6   **Evita ofrecer alimentos pequeños y muy duros** como frutos secos enteros, uvas o cerezas (a menos que retires las semillas y los cortes en láminas o los aplastes), o vegetales como zanahoria cruda cortada en trozos (hay que evitar cortarlas en rodajas, aunque podría ofrecerse rallada). Además, **la manzana** cruda suele relacionarse con episodios de atragantamiento (posiblemente debido a que es resbaladiza), por lo que, **antes de ofrecerla, deberá cocerse durante unos minutos al vapor.**

Pero, si aún no nos sentimos seguros, ¿podríamos utilizar la malla para alimentos?

No sería recomendable, ya que limitaría la interacción del bebé con la comida que probase y obstaculizaría la adaptación a las texturas de los alimentos.

En muchas ocasiones, esta malla cumple el único propósito de permitir a los familiares desarrollar la confianza en la capacidad del bebé para autoalimentarse, por lo que, tras un par de semanas de ser testigos de las habilidades del peque, dejará de emplearse.

Si el bebé muestra las señales de estar preparado para iniciar la AC, podríamos inferir que lo estará también para gestionar los alimentos que le ofrecemos y, si seguimos los consejos para poner en marcha el BLW de forma segura, no necesitaremos ninguna medida adicional.

Sería aconsejable que nos preparásemos para afrontar este momento de modo que no limitásemos la experiencia de nuestros bebés.

Se recomienda revisar alguna guía de primeros auxilios para la tranquilidad y el conocimiento de los padres.

BLW Y EL HIERRO
¿QUÉ PODEMOS HACER PARA PREVENIR LA APARICIÓN DE ANEMIA?

Uno de los motivos por los que se ha desaconsejado este método en el pasado es la supuesta limitación del hierro en la dieta del bebé, que no tiene por qué ser una realidad.

De ser esto un problema real, que hasta el momento no se ha demostrado en los estudios realizados al respecto, podríamos subsanarlo teniendo en cuenta ciertos consejos, como priorizar la oferta de alimentos ricos en hierro en las distintas comidas del día.

Por esto ha surgido una estrategia conocida como **BLISS** (Baby Led Introduction to Solids) o BLW 2.0, que no es más que el BLW que comentamos en este libro, pero llevado a la práctica poniendo especial atención en la oferta de alimentos ricos en hierro, en aquellos aspectos que favorezcan o inhiban su absorción y en la educación de las familias para aplicar estos consejos con éxito.

Alimentos ricos en hierro:
Legumbres, cereales integrales, verduras de hoja verde y frutos secos.

Alimentos ricos en vitamina C:
Las frutas, hortalizas y verduras crudas. Perejil fresco picado.

Además se aconseja:

1. Educar a la población sobre la **importancia de retrasar el pinzamiento del cordón umbilical durante el nacimiento,** siempre que sea posible. Retrasar el pinzamiento más de 3 minutos disminuye el riesgo de anemia futura y mejora los niveles de hierro en el organismo del bebé.

2. **Asegurarnos de ofrecer un alimento que aporte hierro** (carne y pescado principalmente **pero también fuentes vegetales + vitamina C**) en cada comida. Aunque tal vez no siempre quiera comerlo, tendrá la posibilidad de cubrir las necesidades de este mineral a lo largo de las distintas comidas si mantenemos la oferta de estos alimentos.

3. **Evitar la ingesta de leche de vaca como bebida principal antes del año**, además de evitar exceder los 500 ml al día de esta una vez se superen los 12 meses.

Hay que tener en cuenta los factores que facilitan u obstaculizan la absorción del hierro en la dieta para favorecer el aporte suficiente de hierro.

. . . .

Facilitan la absorción del hierro:

Ácido ascórbico o vitamina C (cítricos, bayas, brócoli, pimiento…).

Proteínas de la carne (su hierro se absorbe en un 25 % y facilita la absorción del hierro presente en otros alimentos).

Leche materna (su hierro se absorbe en un 50 %).

. . . .

Obstaculizan la absorción del hierro:

Fitatos (salvado de cereales).

Polifenoles (café, té…).

Calcio (leche, col, brócoli, alubias…).

Estrategias como adelantar el inicio de AC antes de los 6 meses o de que el bebé muestre señales de estar preparado o suplementar a todos los niños amamantados sin tener en cuenta sus características individuales no serán de ayuda y podrían traer consigo mayores riesgos que beneficios. Si tienes dudas en este sentido, lo mejor será consultarlo con tu pediatra y dietista-nutricionista.

Puedes leer más acerca de BLW y hierro en:

http://nutrinenes.com/hierro-en-bebes-prevenir-la-anemia
https://comocuandocomo.com/a-vueltas-con-el-hierro-en-el-baby-led-weaning-blw/

BLW: ALERGIAS E INTOLERANCIAS
SOBRE LOS ALIMENTOS QUE PUEDEN PROVOCAR ESTOS TRASTORNOS

Durante muchos años, e incluso aún hoy en día, en muchas consultas de pediatría se ha recomendado a las familias evitar ofrecer alimentos potencialmente alergénicos antes del año.

Esta recomendación no cuenta con sustento científico desde hace una década, cuando distintos organismos como **la Academia Americana de Pediatría (AAP) y la Sociedad Europea de Gastroenterología, Hepatología y Nutrición Pediátricas (ESPGHAN)**, entre otros, llegaron a la conclusión de que retrasar la oferta de este grupo de alimentos no solo no presentaba ninguna ventaja, sino que, además, en algunos estudios* se encontró que probar alimentos como el huevo o los cacahuetes (triturados o en crema) en torno a los **6 meses** podría prevenir la aparición de alergias futuras.

Entre las reacciones adversas que pueden presentarse encontraremos manifestaciones cutáneas como eritema, urticaria, angioedema, dermatitis atópica; manifestaciones gastrointestinales como vómitos, dolor abdominal, diarrea y con menor frecuencia manifestaciones respiratorias. Si tras probar algún alimento notases la aparición de alguno de estos síntomas, retíralo y consulta con tu pediatra antes de ofrecerlo nuevamente.

Consejo: comenzar las pruebas de alimentos con aquellos de baja alergenicidad, y, una vez el bebé haya tolerado algunos de estos, progresar con las pruebas de los potencialmente alergénicos, preferiblemente por la mañana o mediodía para poder estar atentos ante la posible aparición de cualquier reacción adversa en las horas siguientes.

Alimentos potencialmente alergénicos:
Leche de vaca, cabra y oveja
Huevos
Frutos secos
Gluten
Soja
Pescado
Semillas (especialmente sésamo)
Frutas cítricas

Nota: en caso de antecedentes familiares de alergias alimentarias, de dermatitis atópica o de reacciones previas a algún alérgeno, el pediatra podría sugerir retrasar la introducción de ciertos alimentos potencialmente peligrosos.

 Disfruta de los progresos que va alcanzando tu bebé y ten a mano la cámara para retratarlos.

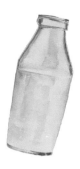

Leche entera:

Si mi bebé ya ha probado queso y/o yogur, ¿le puedo ofrecer leche entera?

No, ya que, tal como indica la Academia Americana de Pediatría, su elevada concentración de proteínas y minerales podría ser difícil de procesar para los riñones del bebé aún en desarrollo. Además, el consumo frecuente de leche de vaca en estas etapas se asocia con la aparición de anemia ferropénica, ya que este alimento podría irritar el estómago y el intestino del lactante al no estar preparado para digerir completamente las proteínas que contiene.

Por todo ello, **se recomienda esperar hasta que el bebé cumpla los 12 meses**, momento en el que se cuenta con un mayor grado de maduración intestinal y renal, para ofrecerla.

En este apartado vale la pena mencionar que, si bien no ofreceremos leche de vaca como alimento aislado, podría formar parte (en pequeñas cantidades) de alguna preparación. No obstante, también podemos reemplazarla por alguna leche vegetal como la bebida de avena.

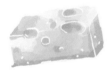

Yogur y quesos:

Este grupo de alimentos, al igual que la soja, suelen desatar polémica, ya que puede encontrarse información contradictoria y no hay consenso sobre cuándo ofrecerlo. En cualquier caso, deberemos seguir una serie de consejos:

> La **Academia Americana de Pediatría** comenta que el yogur de leche entera sin azucarar y el queso, también proveniente de leche entera, pueden probarse en pequeñas cantidades a partir de los 6 meses.

> **La Asociación Española de Pediatría** sugiere ofrecerlos a partir de los 9 meses.

Basándonos en esto, podemos emplearlos desde los 6 meses en adelante siempre que se cumpla lo siguiente:

1 **Que no desplacen ninguna toma de leche materna o fórmula**, sino que formen parte de alguna receta y/o se ofrezcan en pequeñas cantidades.

2 **Que no sean ofrecidos a diario** (para que se cumpla el punto anterior).

3 **Que no contengan azúcares añadidos**. Es preferible ofrecer yogur entero natural sin azucarar en lugar de yogures para bebés, a los que se agregan azúcares.

4 Estos productos deben estar **siempre pasteurizados**.

· ·

Soja. ¿Puedo darle soja?

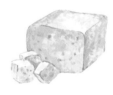

La soja es una legumbre y como tal tiene las mismas propiedades nutricionales que estas. No existe evidencia para afirmar que provoque alteraciones hormonales, que pueda afectar la función reproductora o endocrina ni que pueda ser causante de ningún problema de salud más allá de flatulencias o ciertas molestias digestivas, referidas en ocasiones tras la ingesta de legumbres, como podría ocurrir con garbanzos o alubias. Esto puede prevenirse remojando las legumbres antes de su cocción y descartando el agua utilizada en este paso. Podremos ofrecer soja texturizada, tofu, tempeh o yogur de soja siguiendo las mismas recomendaciones para el yogur de leche de vaca: no ofrecerlo diariamente hasta superar el año.

Puedes leer más sobre este tema en: los artículos de Julio Basulto y Lucía Martínez, en los que desmontan muchos de los mitos asociados al consumo de este alimento.

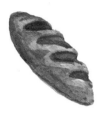

Gluten

Las recomendaciones respecto a la introducción del gluten no han parado de cambiar, pero las más recientes de las que disponemos, avaladas por la Sociedad Europea de Gastroenterología, Hepatología y Nutrición Pediátricas (ESPGHAN) en 2016, concluyen que **el gluten puede ofrecerse a partir de los 6 meses** y que su introducción temprana no se relaciona con la aparición de enfermedad celíaca.

La forma más sencilla de probar el gluten practicando el BLW es la de ofrecer al bebé un trozo de pan, preferiblemente sin sal añadida.

Huevo. ¿Cómo y cuándo ofrecerlo?

Durante mucho tiempo se recomendó esperar a los 9 o 12 meses para probarlo y, al hacerlo, separar la yema de la clara. No obstante, aunque podría considerarse una buena forma de introducir este alimento, se ha visto que en la yema están igualmente presentes las proteínas de la clara (ya que resulta muy complicado separarlas completamente), por lo que será igualmente válido probar este alimento completo en forma de tortilla o como parte de alguna preparación (tortitas, hamburguesas…).

Consejo: si tu peque aún no ha probado el huevo, podrás utilizar la alternativa vegana comentada en las recetas.

DIETA VEGETARIANA Y BLW
¿PODEMOS PRACTICAR EL BLW SI SEGUIMOS UNA DIETA VEGETARIANA?

Sí. Hoy sabemos que las dietas vegetarianas adecuadamente planificadas son saludables, nutricionalmente aptas, apropiadas para todas las etapas del ciclo vital, incluido el embarazo, la lactancia, la infancia, la niñez y la adolescencia, y que pueden proporcionar beneficios para la salud en la prevención y en el tratamiento de ciertas enfermedades.

Antes de iniciar la AC, podrá indicarse a las madres vegetarianas de bebés alimentados con lactancia materna exclusiva un suplemento de **vitamina B12**. De no incluirlo en su dieta, habrá de incorporarse a la del bebé. Una vez se inicia la AC, este suplemento se ofrecerá directamente al pequeño en forma de gotas.

La principal fuente de proteínas y nutrientes para los niños menores de 6 meses es la leche materna o la fórmula de inicio (incluida la de soja para niños vegetarianos estrictos). El inicio de la alimentación complementaria se llevará a cabo de la misma manera que en los bebés omnívoros y, una vez que iniciemos el BLW, podremos ofrecer otros alimentos ricos en proteína como los huevos, el queso, las legumbres (garbanzos, lentejas, soja o alubias), los frutos secos y los cereales (avena o trigo).

Para conocer más acerca de **cómo diseñar un plan de alimentación vegetariano saludable** que cubra las necesidades nutricionales de esta etapa, no dudes consultar con un dietista-nutricionista.

Puedes consultar el documento de posicionamiento de la Academia Americana de Dietética en:

American Dietetic Association. Position Of The American Dietetic Association: Vegetarian Diets. I am diet assoc.2009; 109:1266-1282

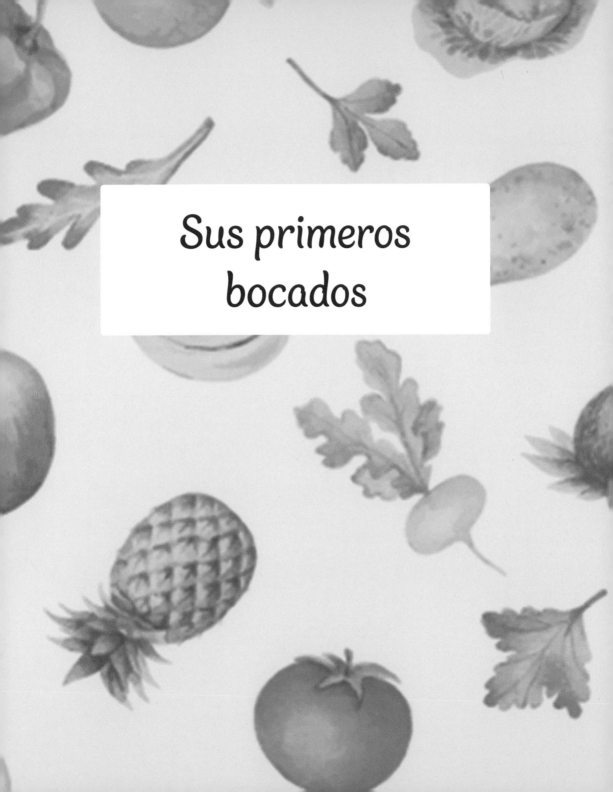

Sus primeros bocados

BLW a los 6 meses

Será importante comprender que cada bebé presenta características individuales que hacen complicada la tarea de establecer un patrón compatible con todos los casos. Por tanto, en este libro no se ofrecen unas pautas cerradas en las que se indiquen los alimentos que emplear junto con sus cantidades precisas, ya que pueden variar mucho y tanto la frecuencia como el orden de introducción difieren en cada familia.

En su lugar encontrarás muchas recetas que puedes ofrecer a partir de los 6 meses, junto con una serie de consejos prácticos y un menú sugerido para llevarlos a cabo.

¿La clave en esta etapa? Prestar atención a las señales que va mostrando el bebé, aprender juntos y disfrutar de la experiencia.

BLW A LOS 6 MESES
PROGRESA CON EL DESARROLLO DE LA PINZA

El día ha llegado y, tras informarnos sobre el BLW, estamos listos para comenzar.

En las primeras semanas podremos ofrecer alimentos 1-2 veces al día y, a partir de entonces, iremos incrementando la oferta para que en torno a los 9 meses el bebé pueda realizar ya 3 comidas, manteniendo siempre la lactancia (o la oferta de fórmula) a demanda.

Como hemos visto en el apartado «Iniciar el BLW», podremos comenzar por cualquier alimento, aunque será recomendable incluir cada día alguno que **aporte hierro** (tanto de origen animal como de origen vegetal + vitamina C).

Si el bebé está al cuidado de familiares o cuidadores y estos no se sienten preparados para poner en marcha este tipo de alimentación, no habrá problema ninguno en implementar diversas estrategias y combinar triturados (preparados en casa, para evitar ultraprocesados azucarados) con el BLW.

No debemos olvidar en ningún momento los consejos de seguridad y disfrutar de cada prueba, ya que esto será un requisito indispensable para fomentar una buena relación con la comida. Comer debe ser un placer y una manera de animarlos a probar nuevos alimentos es permitirles jugar con ellos y divertirse descubriéndolos por sí mismos.

Recordemos que es esencial mantenernos atentos a las señales que muestra el bebé para que sea él quien determine el camino que hay que seguir. **El ritmo habrán de marcarlo ellos.**

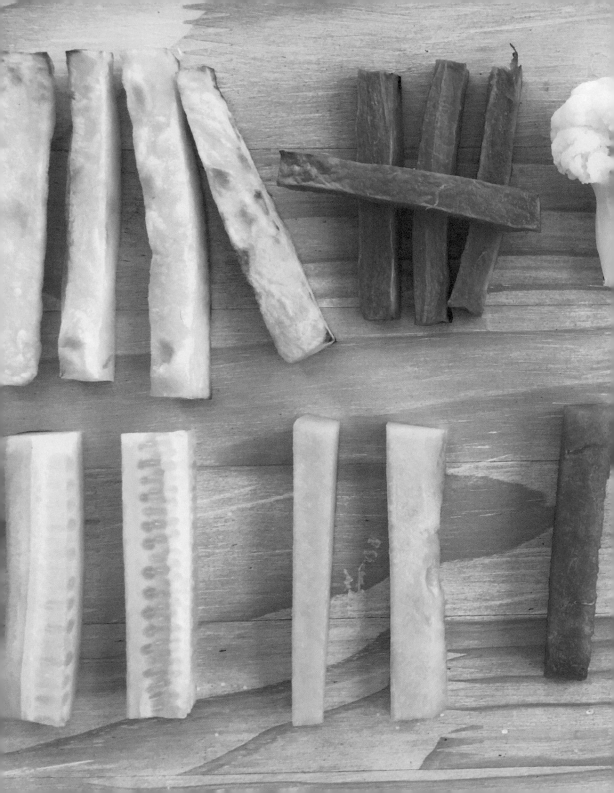

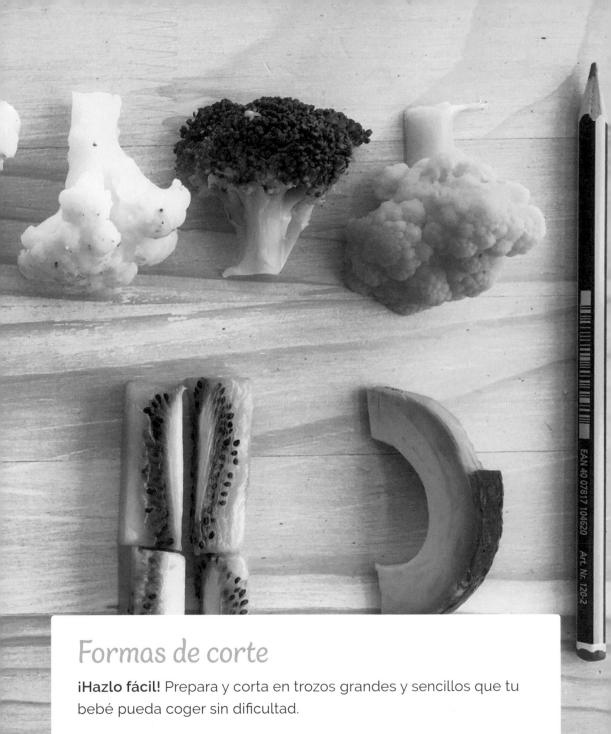

Formas de corte

¡Hazlo fácil! Prepara y corta en trozos grandes y sencillos que tu bebé pueda coger sin dificultad.

GALLETITAS DE AVENA

- 3 plátanos maduros
- ⅓ de taza de puré de manzana (se puede preparar cociendo la manzana en el microondas)
- 2 tazas de copos de avena
- ¼ de taza de bebida de avena
- ½ taza de pasas (opcional)
- 1 cucharadita de vainilla
- 1 cucharadita de canela

Mezclamos los ingredientes con un tenedor hasta lograr una masa homogénea, y, mientras, precalentamos el horno a 180 °C.

Formamos bolas del tamaño de una pelota de golf, las aplastamos y las horneamos durante 15-20 minutos.

TIPS
Puedes prepararlas utilizando harina de avena y bebida de almendras de modo que sean sin gluten.

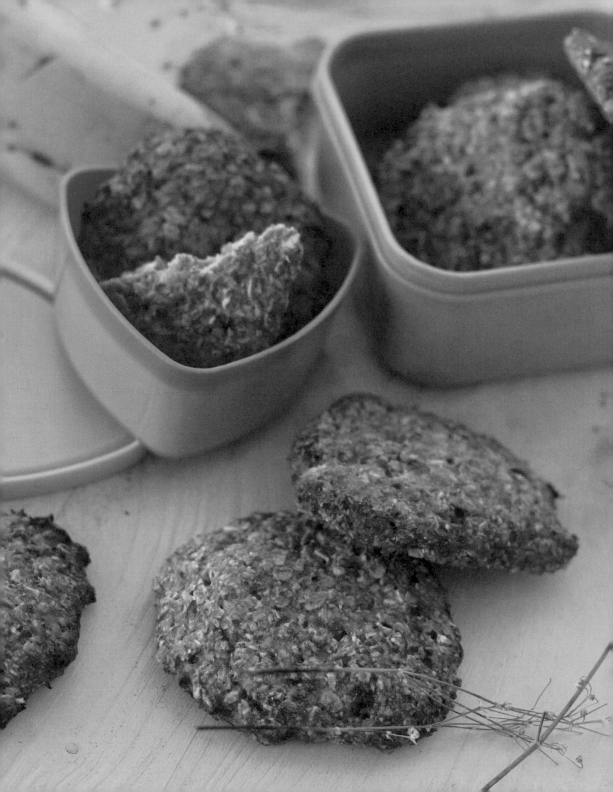

CREMA DE CEREALES DULCE

- ½ taza de arroz integral redondo
- ¼ de taza de mijo
- ¼ de taza de azukis (remojadas desde la noche anterior)
- 10 tazas de agua mineral

Medimos todos los cereales, los mezclamos y los lavamos bien. Podemos dejarlos en remojo toda la noche. Por otro lado, escurrimos los azukis.

Llevamos a ebullición el agua en una olla a poder ser alta, y, cuando rompa a hervir, le echamos los cereales y los azukis. Una vez vuelva a hervir, bajamos el fuego al mínimo, tapamos la olla y dejamos cocer el conjunto durante 2-3 horas. De vez en cuando, removemos con cuidado para evitar que se pegue y por si nos hemos quedado cortos de agua.

Una vez cocido todo, podemos pasar la crema por el pasapurés o dejarla tal cual.

Cuando esté fría, la guardamos en la nevera en tarros de cristal. En el momento de usarla, la ponemos al fuego, le añadimos un chorrito de alguna bebida vegetal o de agua y la calentamos. En la nevera suele espesar un poco.

Servimos la crema templada en un bol con el acompañamiento que más nos apetezca.

TIPS
Prueba a variar los cereales o simplemente prepararla con un solo tipo. Podemos conservarla en la nevera varios días sin ningún problema: una manera perfecta de ahorrar tiempo y trabajo.

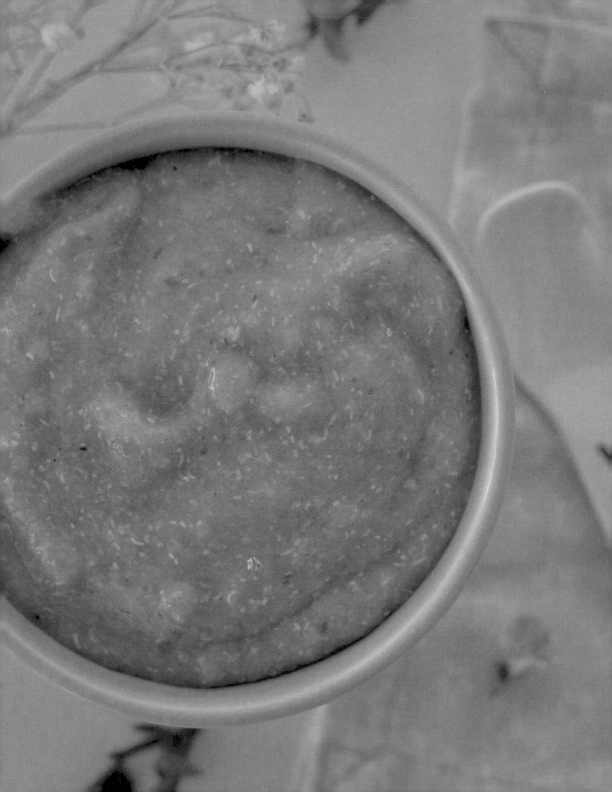

BIZCOCHITOS DE ZANAHORIA

- ¾ de taza de zanahoria rallada (aprox. 2 zanahorias)
- ¾ de taza de plátano en puré (aplastado con ayuda de un tenedor)
- 1 huevo o ¼ de taza de puré de manzana
- 1 cucharadita de extracto de vainilla
- ½ taza de avena molida (se pueden moler los copos en casa)
- ½ taza de harina de trigo sarraceno o de harina de avena
- 1 cucharadita de levadura

Precalentamos el horno a 180 °C.

Preparamos una bandeja para bizcochitos o una bandeja con capacillos de silicona + capacillos de papel para agregar la mezcla.

Combinamos en un recipiente la zanahoria, el plátano, el huevo (o sustituto) y la vainilla.

En otro recipiente mezclamos la harina con la avena y la levadura.

Añadimos poco a poco los ingredientes secos a la mezcla de zanahoria y removemos con ayuda de una cuchara, hasta que se hayan integrado. Vertemos porciones de mezcla en los moldes.

Horneamos unos 15 minutos o hasta que, al insertar un palillo, este salga limpio.

TIPS
Puedes prepararlos con antelación y guardarlos 2-3 días en un recipiente hermético.

Puedes hacerlos con avena sin gluten.

FALAFEL DE LENTEJAS

- 400 g de lentejas cocidas
- 2 cebollas picadas
- ½ taza de perejil fresco
- ½ taza de cilantro fresco
- 1 diente de ajo picado
- 1 cucharadita de cúrcuma
- 1 taza de pan rallado o de harina de garbanzos (sin gluten)

Trituramos directamente las lentejas en la batidora junto con las cebollas, el ajo, el perejil y el cilantro. Mezclamos hasta conseguir una textura espesa.

Añadimos la cúrcuma y mezclamos un poco. Dejamos reposar la preparación durante 30 minutos.

Formamos con la mezcla pequeñas bolas y las aplastamos un poco. Si la preparación queda demasiado húmeda y es difícil formar bolitas, se puede añadir un poco de pan rallado o harina de garbanzos.

Colocamos las bolitas en una bandeja de horno y las horneamos a 170 °C hasta que estén doradas por ambos lados.

PAPAYA Y PLÁTANO A LA SARTÉN

- 1 papaya
- ½ limón
- 1 plátano
- c/s de canela en polvo
- AOVE

Pelamos la papaya y le quitamos las pepitas. Pelamos el plátano y lo cortamos todo en forma de palitos (más grandes que la mano de nuestro bebé).

Ponemos una sartén al fuego. Agregamos un chorrito de aceite de oliva y damos vuelta y vuelta a los trozos de fruta hasta que se doren un poco. Los colocamos en un plato, con un poco de zumo de limón por encima, y espolvoreamos canela.

¡Una rica merienda!

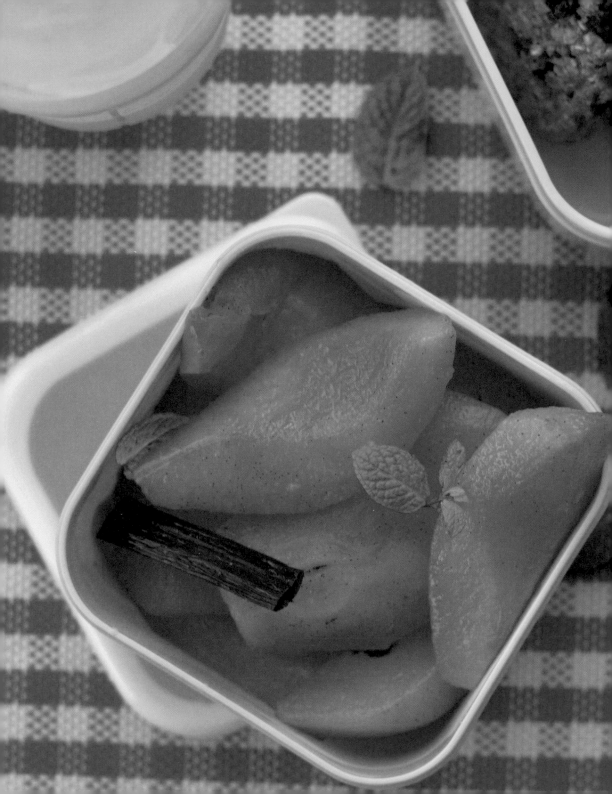

FRUTA COCIDA A LA VAINILLA

- 2 manzanas
- 2 peras
- 2 melocotones
- 8-10 fresas
- 1 vaina de vainilla

Pelamos y cortamos las frutas. Las pasamos a una olla. Abrimos por la mitad la vaina de vainilla, le quitamos las semillas y las añadimos.

Cubrimos las frutas hasta la mitad, más o menos, con agua. Tapamos la olla y las cocemos a fuego lento hasta que estén tiernas.

Podemos dárselas una vez frías tal cual, pero también tenemos la opción de triturarlas y usarlas para endulzar unas galletas, para las tortitas del desayuno…

TIPS
Prueba a utilizar las frutas que más te gusten.

TORTITAS DE SOCCA CON VEGETALES

- 1 taza de harina de garbanzos
- 1 taza + ¼ de agua
- ½ cucharadita de cúrcuma
- AOVE

Verduras como brócoli y hierbas aromáticas como menta o perejil, al gusto, para poner por encima. Puedes untarle también hummus, guacamole, puré de boniato, salsa pesto o queso por encima para que se funda

Ponemos todos los ingredientes en un bol o en un robot de cocina, incluso en el vaso de la túrmix, y mezclamos con las varillas hasta que quede una masa más bien líquida, pero no muy ligera (debe tener un poco de cuerpo). Si ves que le falta consistencia, añade un poco más de harina de garbanzos.

Ponemos una sartén pequeña al fuego y vertemos un poco de aceite de oliva. Cuando esté bien caliente bajamos ligeramente el fuego y añadimos medio cucharón de la masa. La repartimos bien, incorporamos rápidamente unas hojas de perejil, el brócoli, unas hojitas de menta, queso rallado (por ejemplo, parmesano)…

Cocemos la tortita durante un minuto o dos o hasta que pueda despegarse sin problemas. Le damos la vuelta y la doramos un minuto más. La retiramos y la servimos.

TIPS

El grosor dependerá de tu gusto, pero cuanto más gruesa más tiempo de cocción por cada lado.

El truco para que las tortitas te queden perfectas es que la sartén esté bien caliente y sea antiadherente.

Se podrían preparar en un molde para horno redondo y hornearlas a 200 °C hasta que estén listas.

POLOS DE FRUTA

- Frutas: sandía, kiwi, fresas…

Trituramos la fruta con ayuda de un pymer o túrmix, y vertemos la mezcla en moldes para helados. Los congelamos al menos durante 2 horas antes de servirlos.

TIPS
Prueba a combinar las frutas que más te gusten.

FRUTAS HORNEADAS

- Varias piezas de fruta, las que más te gusten

Las que mejor funcionan son: manzanas, peras, nectarinas, ciruelas.

Cortamos la fruta en gajos, la espolvoreamos con canela, precalentamos el horno a 180 °C y la horneamos alrededor de unos 20-30 minutos hasta que quede tierna.

Así cocida, la fruta puede servirnos para guarniciones, meriendas o desayunos. Y también para completar nuestro bol de ensalada, como postre.

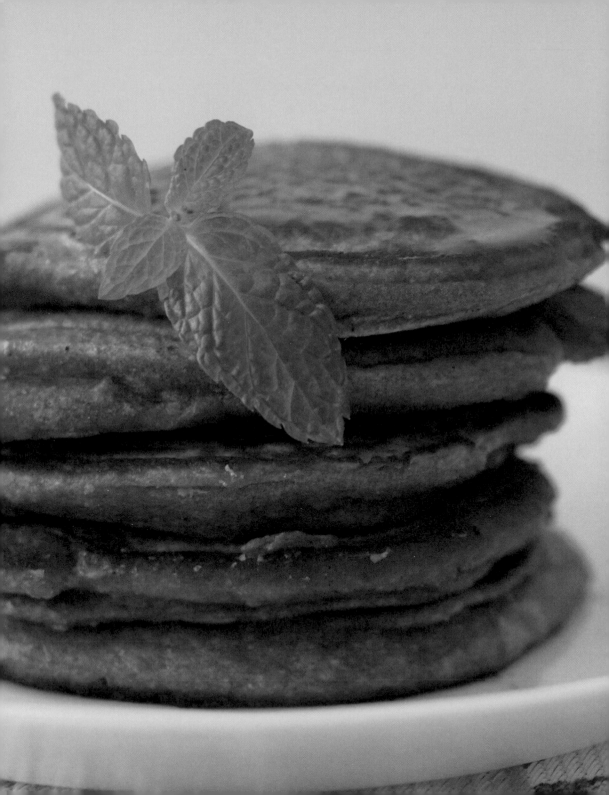

TORTITAS DE PLÁTANO

- 2 plátanos maduros
- 150 ml de bebida vegetal o agua
- 1-2 huevos
- 200 g de harina de avena sin gluten
- 1 cucharadita de canela

Trituramos los plátanos junto con la bebida vegetal o el agua, el huevo, la harina y la canela en un robot hasta que tengamos una masa cremosa.

Calentamos una sartén y vertemos un poco de la crema. Cocemos la tortita durante un par de minutos por cada lado y ya estará lista.

TIPS

La acompañamos de lo que más le guste a nuestro pequeño: un poco de fresas trituradas, unos trozos de aguacate, una papaya triturada por encima...

Podemos sustituir los huevos por 25 g de semillas de lino previamente remojadas y equilibrar con más harina de avena.

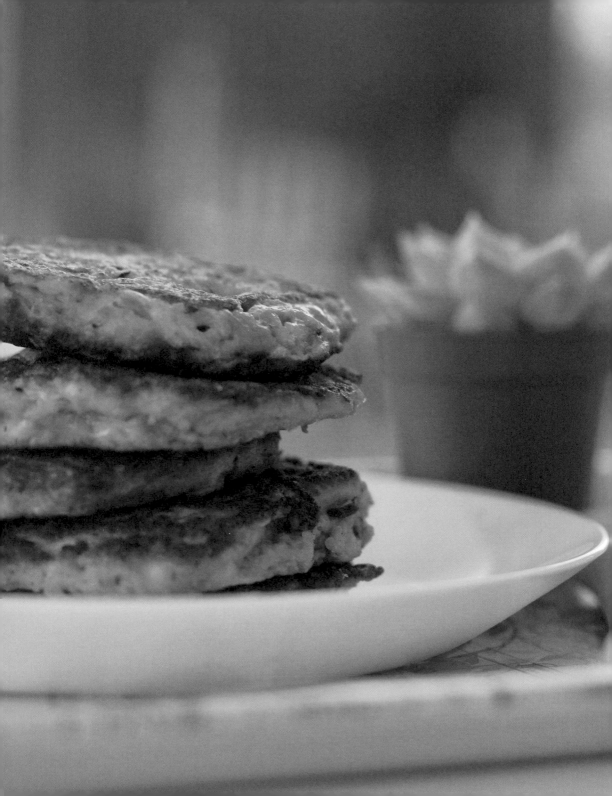

TORTITAS DE CALABACÍN Y AVENA

- 2 calabacines
- 1 taza de harina de avena
- 1 huevo o sustituto
- ½ taza de agua
- AOVE
- Una pizca de comino

- Mezclamos en un bol la harina, el agua, el comino y el huevo.

Rallamos el calabacín y lo añadimos a la mezcla anterior. Si vemos que nos queda muy densa, le podemos agregar más agua, y si vemos que es muy líquida y la queremos más cremosa, le incorporamos un poco más de harina.

En una sartén, vertemos un chorrito de aceite, echamos un cucharón de la masa y doramos la tortita unos 5 minutos por cada lado.

TIPS
Puedes añadir una pizca de sal yodada si tu hijo/a tiene más de un año.

TORTITAS DE ALUBIAS

- 1 taza de harina de garbanzo
- 1 taza + ½ de alubias cocidas
- 1 taza de agua o caldo de verduras
- AOVE
- Pimentón

En un cuenco, disponemos la harina de garbanzo y la removemos para eliminar cualquier grumo que pudiera tener.

Incorporamos el agua hasta formar una masa ligera. Añadimos el pimentón y las alubias bien chafadas con un tenedor y lo mezclamos bien hasta obtener una masa cremosa y densa.

Ponemos una sartén al fuego con un chorrito de aceite y cuando esté bien caliente vertemos un cucharón de masa. Cuando empiecen a formarse burbujas en los bordes y un poco en el centro, les damos vuelta.

Cocemos hasta que estén doradas y las tendremos listas para consumir.

TIPS
Controla la consistencia de la masa añadiendo más harina, más alubias, agua... hasta que tenga la textura que más te guste.

Una vez las tengas hechas para tu pequeño/a, puedes añadir sal a la masa y hacértelas para ti.

NUGGETS DE COLIFLOR

- 50 g de patata
- 150 g de coliflor
- AOVE
- Nuez moscada

Precalentamos el horno a 180° C. Cocemos las patatas con la piel en una olla con agua y cuando estén frías las pelamos y aplastamos con un tenedor.

Rallamos la coliflor con un rallador fino y la mezclamos con la patata. Añadimos un chorrito de aceite de oliva y nuez moscada.

Hacemos bolas con la masa, les damos forma de nuggets y las ponemos sobre una bandeja de horno con papel sulfurizado. Las horneamos por los dos lados, alrededor de 10-15 minutos, hasta que estén listas.

TIPS
Puedes hacerlas con brócoli, romanescu, boniato...

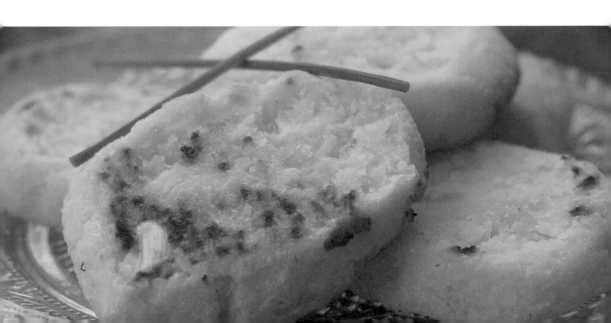

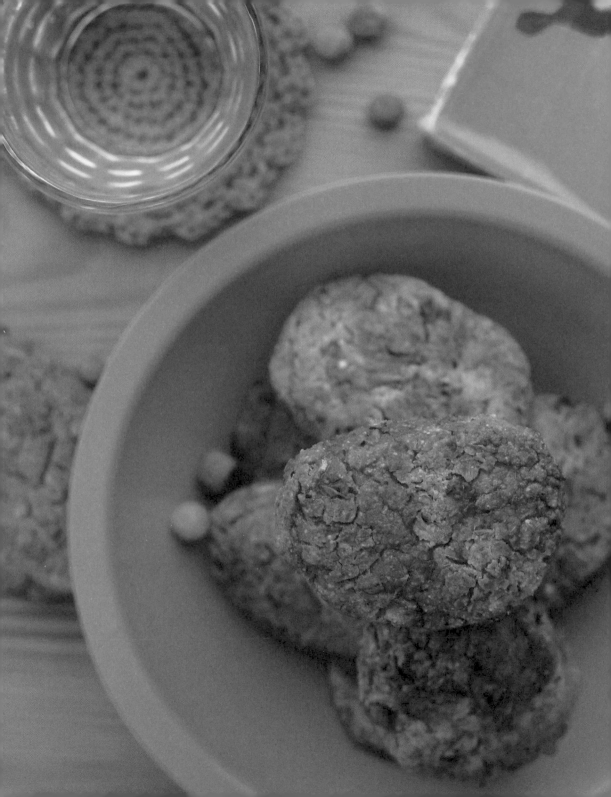

NUGGETS DE GUISANTES

- 125 g de alubias cocidas
- 210 g de guisantes congelados
- 1 diente de ajo
- 1 cebolla tierna
- 1 cucharadita de comino
- 5 hojas de menta
- 4-5 cucharadas de harina de garbanzo
- AOVE

En un procesador de alimentos trituramos el diente de ajo, la cebolla, las hojas de menta y el comino hasta que todo esté bien picado.

Añadimos las alubias y los guisantes, y seguimos triturando hasta lograr una masa homogénea y grumosa. Añadimos la harina necesaria y mezclamos.

Si vemos que nos queda muy seca, podemos incorporar un poco de agua; y si nos ha quedado muy cremosa, más harina.

Hacemos bolas del tamaño de una pelota de golf y las disponemos en una bandeja de horno untada con un poco de aceite.

Las cocemos a 185 °C durante unos 20 minutos hasta que estén doradas.

TIPS
Deja que los niños se las coman con sus manos a bocados y las unten en alguna rica y saludable salsa.

MINIHAMBURGUESAS DE GARBANZOS Y AVENA

- 300 g de garbanzos cocidos
- 25 g de harina de avena sin gluten
- ½ cebolla
- ½ pimiento rojo
- c/s de comino
- AOVE

Picamos la cebolla y el pimiento rojo, y los salteamos en una sartén. Una vez estén dorados y tiernos, les añadimos los garbanzos y mezclamos.

Añadimos el comino y pasamos todo a un bol donde lo trabajaremos con las manos, aplastándolo hasta lograr una masa.

Agregamos la harina de avena y amasamos hasta conseguir una preparación bien firme sin ser pegajosa.

Tomamos porciones de masa y damos forma a las hamburguesas mini. Ponemos una sartén al fuego con un chorrito de aceite y las doramos por ambos lados. Las servimos de inmediato.

TIPS

Cuidado de no pasarnos con la harina, ya que puede quedarnos una masa demasiado densa y poco agradable de comer.

Podemos añadir otros ingredientes como pimiento verde, puerro, ajo, cebolla, jengibre...

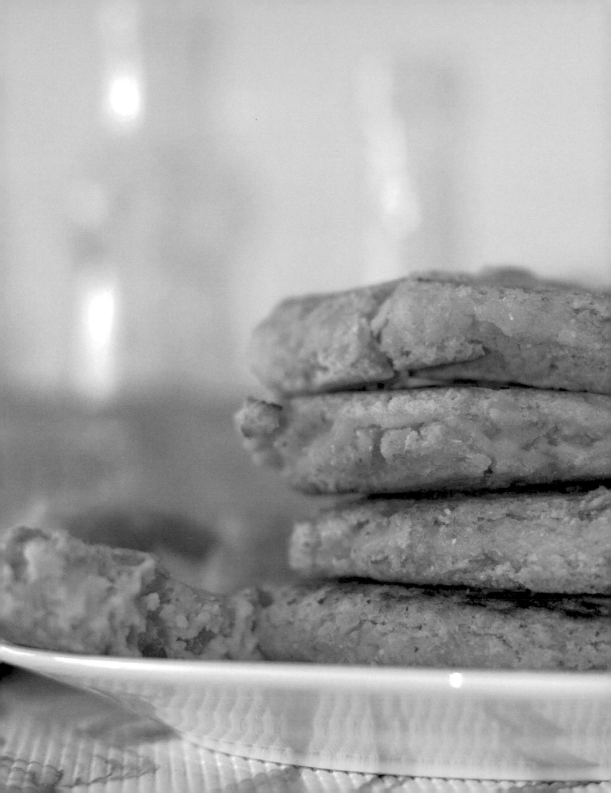

MINIHAMBURGUESAS DE MERLUZA

- 250 g de merluza
- 200 g de patata pelada cocida
- 60 g de zanahoria y calabacín pelados y rallados
- Pan rallado
- ½ cebolla
- ¼ de rama de apio picado
- c/s de harina de garbanzo
- AOVE

DAIRY FREE

Pelamos y picamos la cebolla, junto con el trozo de apio, y lo cocemos todo en una sartén con un buen chorro de aceite de oliva.

Mientras tanto, picamos con un cuchillo la merluza y la añadimos a las verduras.

Aplastamos las patatas como para puré. Les incorporamos la merluza con la zanahoria y el calabacín, y mezclamos todo bien. Vamos añadiendo la harina poco a poco hasta conseguir una masa suave y firme.

Preparamos el pan rallado, y rebozamos las hamburguesas con él.

Calentamos una sartén con aceite y cocemos las hamburguesas a fuego medio por los dos lados, hasta que queden bien doradas.

TIPS
Cuidado de no pasarnos con la cocción de las patatas para que no queden muy aguadas y que sea más difícil hacer las hamburguesas.

VERDURAS ASADAS DE INVIERNO

- 3 boniatos rojos
- 3 boniatos blancos
- ½ calabaza
- 3 zanahorias
- 2 chirivías

Lavamos las verduras de raíz en una bandeja de horno forrada con papel sulfurizado. Con el horno precalentado a 180 °C, asaremos las verduras hasta que al pincharlas estén tiernas

TIPS
NO se te ocurra añadirle miel ni nada por el estilo: los propios azúcares de las verduras ya las hacen exquisitas.

HERVIDO VALENCIANO

- 3 patatas
- 180 g de judías verdes
- 2 zanahorias
- 1 cebolla

Preparamos en una cazuela el hervido cociendo todo junto hasta que esté listo para comer. Una de las cenas más rápidas, tradicionales y sencillas de la gastronomía valenciana.

Podemos acompañar el hervido con huevo pochado, pescado al vapor…

SALSA BOLOÑESA DE LENTEJAS ROJAS

- 1 cebolla
- 1 puerro
- ½ pimiento rojo
- 1 diente de ajo
- 1 kg de tomates maduros
- ¼ de calabaza
- 300 g de carne picada de ternera
- 1 puñado de lentejas rojas
- AOVE
- c/s de orégano seco
- c/s de cúrcuma
- c/s de pimentón dulce
- c/s de agua o de caldo

Picamos la cebolla, el puerro, el pimiento rojo y el diente de ajo. Lo rehogamos todo en una sartén con un buen chorro de aceite de oliva hasta que tome color.

Mientras, troceamos la calabaza y los tomates.

Una vez tenemos todo listo, añadimos la ternera y las especias y removemos bien. Agregamos los tomates y seguimos cociendo el conjunto unos 10 minutos más.

Incorporamos la calabaza, las lentejas y el agua o caldo, y dejamos cocer a fuego medio hasta que esté todo en su punto (unos 20 minutos).

TIPS
Es una salsa perfecta para acompañar todo tipo de pastas o lasañas.

Hay que tener en cuenta que el tomate siempre da un toque de acidez, por lo que si no nos gusta podemos añadirle unas pasas para que endulce un poco.

La podemos hacer con carne picada de pollo, tofu, pescado, seitán, tempeh...

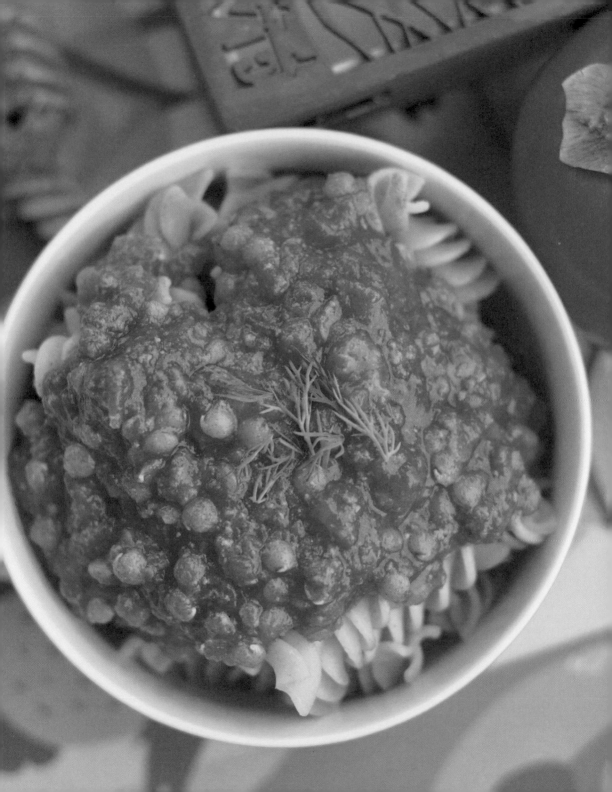

MINITORTILLAS DE PATATA Y BRÓCOLI

- 100 g de patatas
- 100 g de brócoli
- 2 huevos
- Perejil fresco
- AOVE

En un cazo ponemos a hervir las patatas cortadas en gajos, mientras en una sartén pochamos a fuego lento el brócoli cortado en trozos pequeños.

Una vez hechas las dos cosas, chafamos la patata, añadimos el brócoli, un chorrito de aceite, los huevos batidos y el perejil bien picado.

Mezclamos todo bien. Ponemos una sartén al fuego con un chorrito de aceite y vertemos un cazo de la mezcla. Cuando esté dorada por un lado, le damos la vuelta y la cocemos por el otro. Realizamos la misma operación hasta acabar con la mezcla.

TIPS
Puedes hacer varias a la vez si la sartén es grande, o cambiar el brócoli por otra verdura.

También puedes sustituir el huevo por harina de garbanzos y una pizca de agua hasta formar una masa.

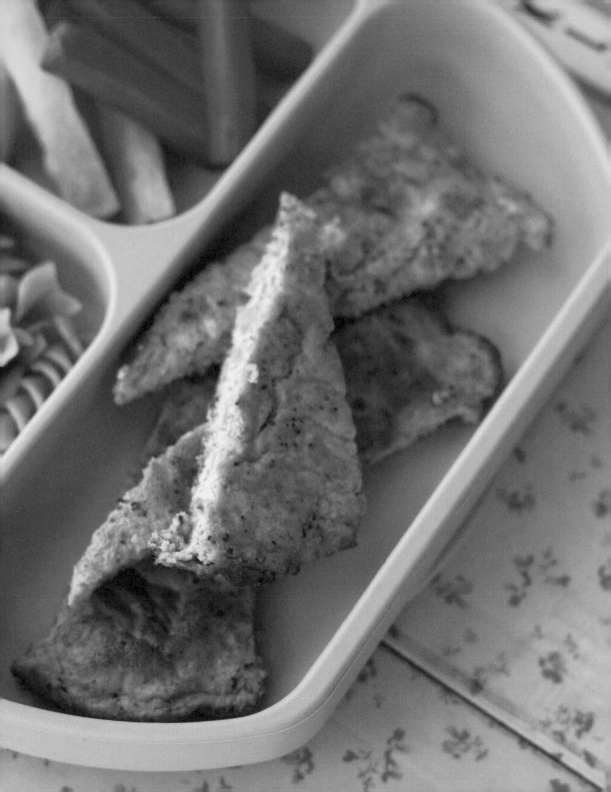

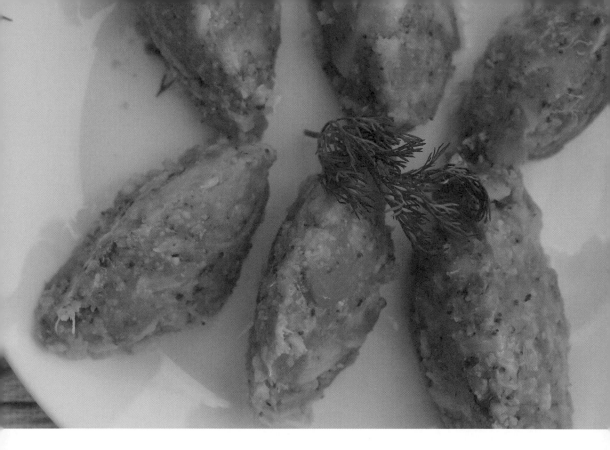

MINICROQUETAS DE INVIERNO

- 3 patatas
- 2 zanahorias
- ½ boniato rojo
- ½ brócoli
- ½ coliflor
- AOVE
- Nuez moscada

Lavamos, pelamos y cortamos todas las verduras en cubitos de 2 cm de lado. Cocemos todo junto partiendo de agua fría. Una vez listas, chafamos las verduras con la ayuda de un tenedor y les añadimos aceite y nuez moscada. Con la ayuda de dos cucharas, o con las manos, formamos croquetas. Podemos utilizarlas de acompañamiento en multitud de cenas a base de pescado, carne, huevo...

BOLAS DE ARROZ Y ZANAHORIA

- 1 taza de zanahoria rallada
- ½ taza de arroz cocido sin sal
- 100 g de pasas
- c/s de coco rallado

Cocemos a fuego lento la zanahoria hasta que este jugosa. La disponemos en un procesador de alimentos y añadimos el resto de los ingredientes (menos el coco). Lo trituramos hasta obtener una masa y formamos bolitas. Las rebozamos con coco rallado y las servimos.

TIPS
Podemos añadir una pizca de canela a la masa. Si la masa nos queda demasiado húmeda o cremosa, la podemos espesar con coco rallado.

CROQUETAS DE BONIATO

- 400 g de boniato
- 2 huevos
- 100 g de anacardos crudos (en remojo 2 horas antes)
- 70 g de pan rallado
- Una pizca de cúrcuma
- AOVE

Pelamos el boniato y lo cortamos en trozos, y lo colocamos en un procesador de alimentos junto con los huevos, el pan, los anacardos y la cúrcuma. Trituramos hasta obtener una masa compacta y la reservamos en la nevera 10-15 minutos.

Precalentamos el horno a 200 °C. Mientras, con la ayuda de dos cucharas vamos formando montoncitos de la masa sobre una papel de horno. Horneamos unos 15-20 minutos y listo.

TIPS
Prueba a hacerlas con diferentes frutos secos crudos puestos en remojo antes. También puedes añadir semillas de chía en remojo en lugar de huevo.

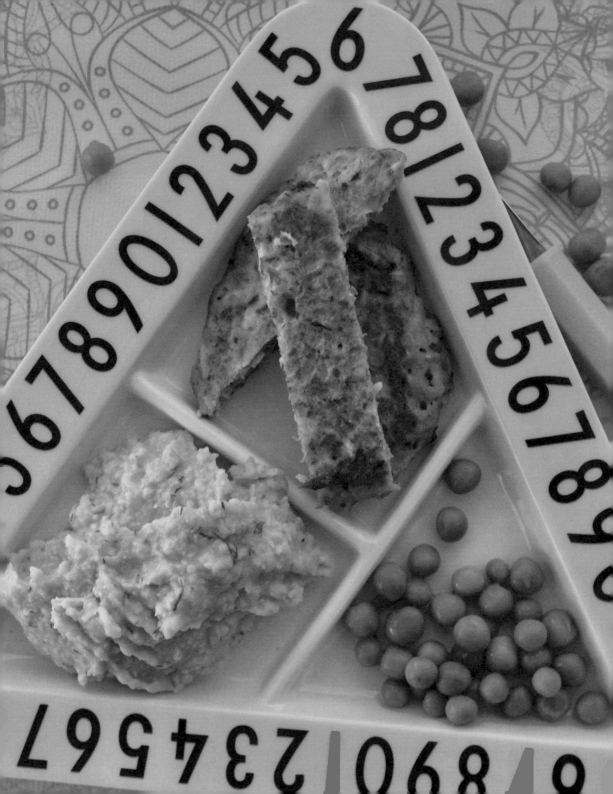

HUMMUS DE LIMÓN Y ENELDO

- 1 bote de garbanzos cocidos (400 g)
- El zumo de 1 limón + la ralladura
- c/s de eneldo y comino
- 1 diente de ajo
- 1 cucharada de tahini
- AOVE

En un robot de cocina disponemos los garbanzos, la ralladura y el zumo de limón, el diente de ajo, aceite, el tahini y el comino, el eneldo. Trituramos hasta que el hummus esté listo.

TIPS
Prueba a variar la especia y darle así otros sabores.

HUMMUS DE BRÓCOLI

- 1 taza de brócoli cocido
- 1 bote de garbanzos (400 g)
- 1 diente de ajo
- 1 cucharada de tahini
- AOVE

En un robot de cocina disponemos los garbanzos, el brócoli, el diente de ajo, el aceite y el tahini. Trituramos hasta que el hummus esté listo.

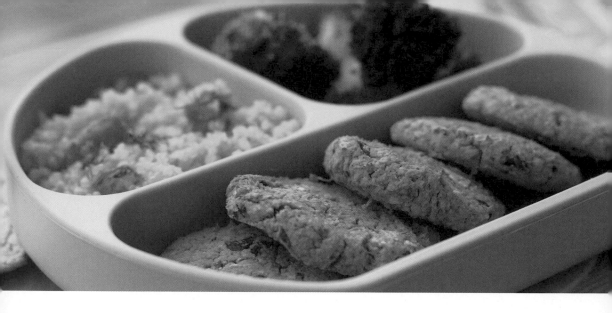

MINITORTILLAS DE PATATA Y COLIFLOR

- 100 g de patatas
- 100 g de coliflor
- 2 huevos o sustituto
- Perejil fresco
- AOVE

DAIRY
FREE

En un cazo ponemos a hervir la patatas cortadas en gajos. Mientras, en una sartén, cocemos a fuego lento la coliflor cortada en trocitos. Una vez hechas las dos cosas, chafamos la patata, añadimos la coliflor, un chorrito de aceite, los huevos batidos y el perejil bien picado. Mezclamos todo bien. Ponemos una sartén al fuego con un chorro de aceite y vertemos un cazo de la mezcla. Doramos la tortilla por ambos lados. Realizamos la misma operación con el resto de la mezcla.

TIPS
Puedes hacer varias a la vez si la sartén es grande. También cambiar la coliflor por otra verdura o sustituir el huevo por harina de garbanzos y una pizca de agua hasta formar una masa.

Menú sugerido a los 6 meses

Notas:

Se ofrecerá siempre LM o fórmula antes de cada comida hasta los 12 meses.

Estos menús presentan solo una de las muchas posibilidades en las que se pueden ir incorporando y ofreciendo los alimentos en cada etapa. por lo tanto:

- **A los 6 meses** podríamos ofrecer los mismos alimentos en desayuno y comida, ofrecer siempre desayuno y comida (con alimentos nuevos + los que hayamos probado), ofrecer solo desayunos o solo comidas, elegir otros alimentos en su lugar, ir mezclando alimentos nuevos + probados desde la primera semana o seguir de uno en uno hasta superar un par de semanas más, entre muchas otras variaciones.

- **A los 9 meses** podríamos ofrecer alguna fruta en meriendas. Tal vez alguna comida no se realice, puesto que el bebé puede no mostrar apetito, tal vez haya que hacer una pausa en las pruebas los días en los que broten los dientes, ya que solo querrán leche materna o fórmula (podremos hacer polos de fruta o leche materna), podremos repetir comidas en la semana o servir en varias cenas a base de verduras con hummus y fruta y así ir adaptando estas recomendaciones a la rutina y disponibilidad de tiempo de tu familia.

	Lunes	Martes	Miércoles
Desayuno	**Leche materna** **o fórmula** **infantil** a demanda	**Pera** horneada o al vapor	**Leche materna** **o fórmula** **infantil** a demanda
Almuerzo	**Leche materna** **o fórmula** **infantil** a demanda	**Leche materna** **o fórmula** **infantil** a demanda	**Leche materna** **o fórmula** **infantil** a demanda
Comida	**Calabaza** cacahuete asada	**Leche materna** **o fórmula** **infantil** a demanda	**Brócoli** al vapor
Merienda	**Leche materna** **o fórmula** **infantil** a demanda	**Leche materna** **o fórmula** **infantil** a demanda	**Leche materna** **o fórmula** **infantil** a demanda
Cena	**Leche materna** **o fórmula** **infantil** a demanda	**Leche materna** **o fórmula** **infantil** a demanda	**Leche materna** **o fórmula** **infantil** a demanda

Jueves	Viernes	Sábado	Domingo
Plátano (dejando parte de la piel para que pueda agarrarlo mejor)	**Leche materna o fórmula infantil a demanda**	**Leche materna o fórmula infantil a demanda**	**Manzana** cocida a la vainilla
Leche materna o fórmula infantil a demanda	**Leche materna o fórmula infantil a demanda**	**Leche materna o fórmula infantil a demanda**	**Leche materna o fórmula infantil a demanda**
Leche materna o fórmula infantil a demanda	**Boniato** asado	**Calabaza** cacahuete asada + carne picada o lentejas rojas (mezclándolos y formando un puré espeso que pueda coger-se con las manos)	**Boniato** al horno + Arbolito de **brócoli** al vapor
Leche materna o fórmula infantil a demanda	**Leche materna o fórmula infantil a demanda**	**Leche materna o fórmula infantil a demanda**	**Leche materna o fórmula infantil a demanda**
Leche materna o fórmula infantil a demanda	**Leche materna o fórmula infantil a demanda**	**Leche materna o fórmula infantil a demanda**	**Leche materna o fórmula infantil a demanda**

BLW a los 9 meses

En torno a los 9 meses, el bebé ha tenido oportunidad de practicar el agarre de distintos tipos de alimentos y las destrezas relacionadas con la motricidad fina han ido mejorando cada vez más. Es probable que en este período se desarrolle «la pinza» o la capacidad de coger alimentos pequeños con el dedo índice y el pulgar.

Una vez veamos que nuestro peque puede coger, sin mayor dificultad, algún trocito de comida, podremos comenzar a ofrecer alimentos como garbanzos, guisantes, maíz en grano o arándanos cortados sin necesidad de incluirlos en preparaciones.

BLW A LOS 9 MESES

PROGRESANDO CON EL DESARROLLO DE LA PINZA

Han pasado varias semanas en las que hemos ido realizando las distintas pruebas de alimentos.

Nuestro bebé ya es capaz de agarrar los trozos con mayor precisión y parece que «la pinza» comienza a aparecer (aunque el desarrollo de esta habilidad puede tomar un poco más de tiempo).

De ser así, disfrutaremos viéndolos comer los garbanzos o los granos de maíz cocidos y los guisantes salteados, que les ofrecerán la oportunidad de experimentar al mismo tiempo que alimentarse.

En esta etapa podremos comenzar a ofrecer meriendas, además de 2-3 comidas principales, así como preparaciones más variadas en las que incluyamos distintos grupos de alimentos.

Seguiremos teniendo una gran oportunidad para expandir el abanico de sabores aceptados por el bebé y de prepararnos para su primer cumpleaños, cuando las comidas cobrarán el protagonismo que hasta el momento seguirá perteneciendo a la leche materna o fórmula infantil.

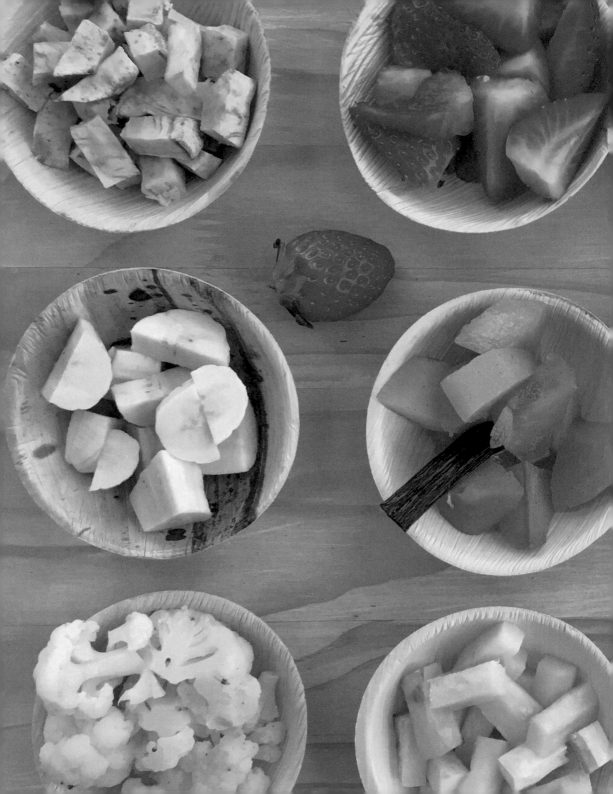

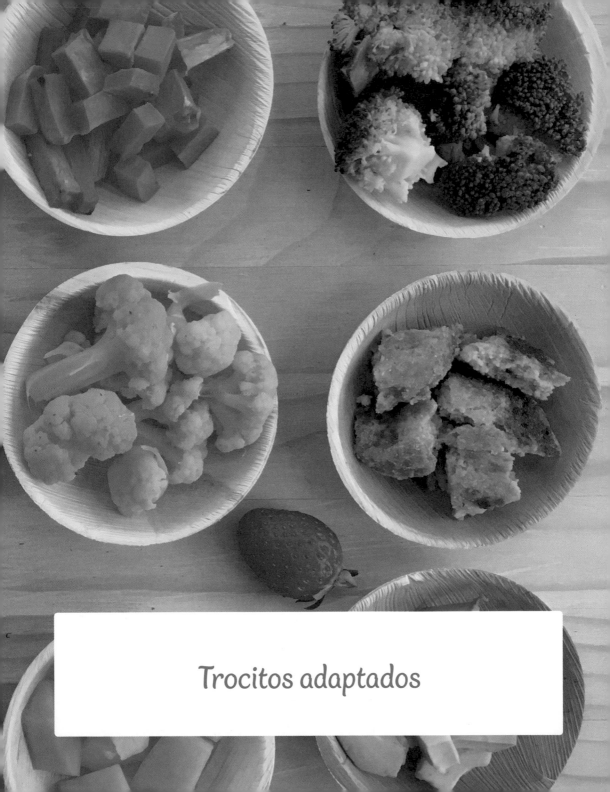

Trocitos adaptados

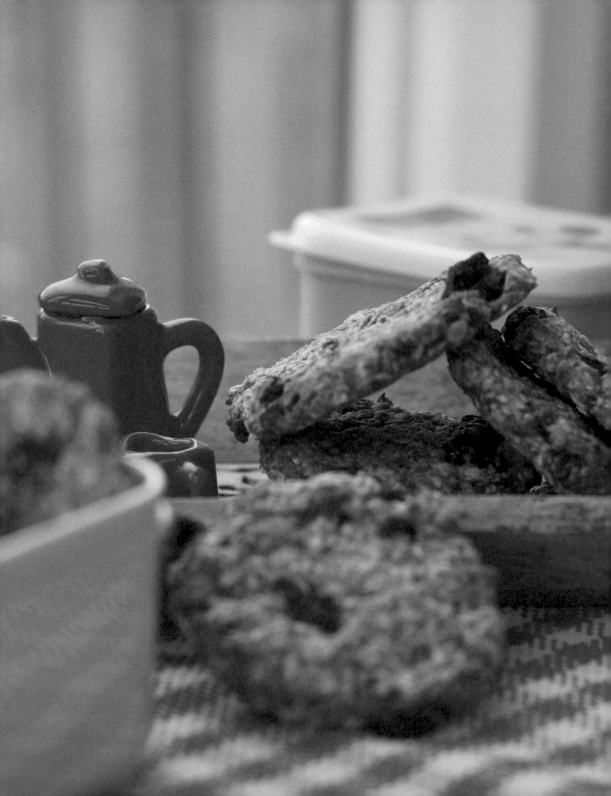

GALLETITAS DE AVENA Y COCO

- 2 plátanos maduros
- 2 cucharadas de pasta de dátiles (dátiles triturados)
- ⅓ de taza de puré de manzana (se puede preparar cociendo la manzana en el microondas)
- 2 tazas de copos de avena sin gluten
- ½ taza de coco rallado
- ¼ de taza de bebida de avena
- ½ taza de pasas
- 1 cucharadita de canela

VEGAN

Mezclamos los ingredientes con un tenedor hasta formar una masa mientras precalentamos el horno a 180 °C.

Formamos bolas del tamaño de una pelota de golf, las aplastamos y las horneamos durante 15-20 minutos.

BOLITAS DE ZANAHORIA Y ALMENDRA

- ¾ de taza de zanahoria rallada
- ¾ de taza de harina de almendra
- La ralladura de 1 limón
- 10 orejones
- c/s de aceite de coco

Ponemos los ingredientes en el robot de cocina y los trituramos hasta que se troceen y mezclen.

Retiramos la masa del robot, la pasamos a un bol, le añadimos un chorrito de aceite de coco y formamos las bolitas.

Una vez listas, las dejaremos reposar en la nevera unos 30 minutos y listo.

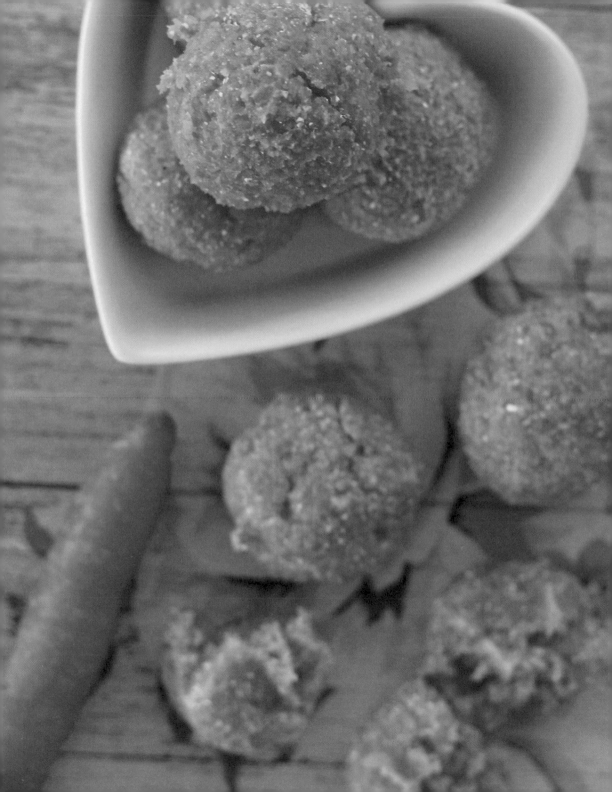

TRUFAS DE OREJONES Y ALMENDRA

- 1 taza de orejones
- 1 vaso de anacardos crudos (en remojo 2 horas)
- c/s de bebida de almendras sin azúcar o agua
- 2 vasos de harina de almendras

Ponemos todos los ingredientes en un procesador de alimentos y vamos triturando mientras añadimos la bebida vegetal hasta obtener una masa.

Formamos bolitas y las dejamos reposar en la nevera 30 minutos antes de servirlas.

Prueba a hacerlo con dátiles.

MUFFIN DE PLÁTANO Y AVELLANAS

- 2 huevos pequeños
- 1 plátano grande maduro
- 4 cucharadas de harina de avena
- 1 cucharadita de levadura o bicarbonato
- 1 cucharadita de crema de avellanas

Trituramos todos los ingredientes en un procesador de alimentos hasta lograr una masa cremosa.

Vertemos la masa en un molde de muffin grande para micro o incluso en un tarro de cristal y la vamos cociendo a la máxima potencia hasta que quede con textura de bizcocho.

TIPS
Cuanto más tiempo esté en el micro, más seco y consistente nos quedará.

Puedes hacerlo con harina de avena sin gluten.

Le puedes añadir una pizca de canela.

BARRITAS DE GRANOLA Y DÁTILES

- ½ taza de dátiles cortados en trozos
- ¾ de taza de copos de avena gruesos
- ¼ de taza de almendras troceadas
- ¼ de taza de semillas de calabaza
- ¼ de taza de arándanos deshidratados

Preparamos una bandeja de aproximadamente 20 x 20 cm con papel encerado o papel de horno, dejando un poco de papel en los bordes para que sea fácil retirar las barritas. Reservamos. Trituramos los dátiles hasta formar una pasta.

En un recipiente mezclamos los copos de avena, las almendras, las semillas de calabaza y los arándanos deshidratados. Agregamos la mezcla de dátiles y con ayuda de una cuchara, o utilizando las manos, mezclamos hasta que todo esté incorporado.

Colocamos esta mezcla sobre la bandeja y la repartimos de modo que quede una capa de 2-3 cm de espesor. La congelamos durante 20 minutos hasta que se endurezca.

Retiramos la preparación del congelador y la desmoldamos. La cortamos en barritas y las servimos.

TIPS
Se puede agregar 1 cucharada de aceite de coco a la mezcla de dátiles para que sea más manejable.

Pueden guardarse en un recipiente hermético durante 2-3 días.

HAMBURGUESAS DE PAVO Y AGUACATE

- 1 pechuga de pavo cocida
- 30 g de quinoa o arroz cocido
- ½ aguacate
- Perejil o cilantro
- AOVE
- 2 cucharadas de harina
- Una pizca de comino

Introducimos todos los ingredientes en un robot de cocina y los trituramos hasta formar una masa densa y que se pueda trabajar con las manos.

Si vemos que nos queda demasiado pastosa, le podemos añadir un poco de agua.

Con las manos les damos forma a las hamburguesas y las dejamos reposar en la nevera unos 30 minutos.

Ponemos a calentar una sartén, vertemos unas gotitas de aceite de oliva y doramos las hamburguesas a fuego lento unos 2-3 minutos por cada lado.

TIPS
Se puede sustituir el pavo por soja texturizada.

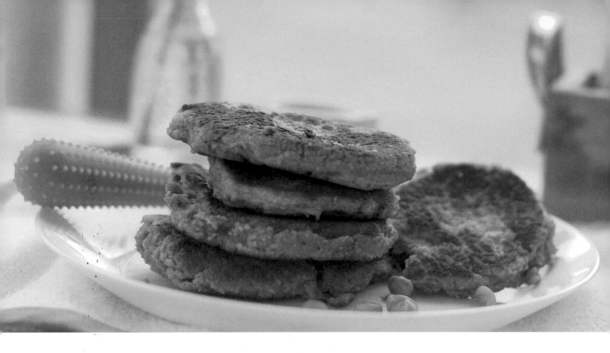

TORTITAS DE GUISANTES

- 500 g de guisantes
- ½ aguacate
- 140 g de harina de maíz
- 2 huevos
- AOVE
- c/s de agua (si fuera necesario)

 GLUTEN FREE   DAIRY FREE

Cocemos durante 3 minutos los guisantes en agua hirviendo.

Disponemos en un robot el aguacate, la harina, los huevos, los guisantes y aceite. Trituramos y, si hace falta, añadimos agua para dar cremosidad a la masa.

En una sartén caliente con aceite, echamos un poco de la masa y la dejamos cocer por un lado a fuego lento, hasta que empiece a estar dorada, y entonces le damos la vuelta y la cocemos un poco más. Y listo.

Podemos sustituir los huevos por más harina de maíz o garbanzos o semillas de chía en remojo.

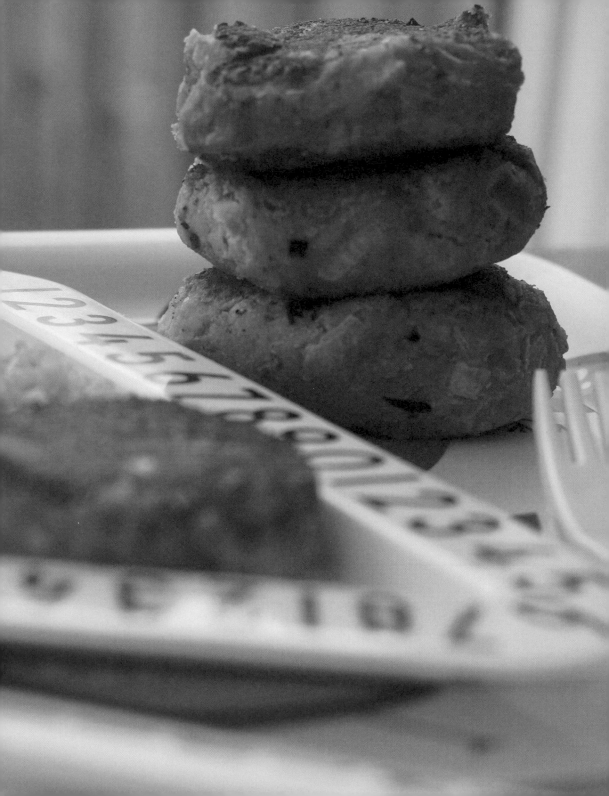

FALAFELS O CROQUETAS DE GARBANZOS

- 400 g de garbanzos cocidos
- 2 cebollas picadas
- ½ taza de perejil fresco
- ½ taza de cilantro fresco
- 1 diente de ajo picado
- 1 cucharadita de comino
- 1 taza de pan rallado o de harina de garbanzos

Trituramos los garbanzos con la batidora junto con las cebollas, el ajo, el perejil y el cilantro. Mezclamos hasta conseguir una textura espesa.

Añadimos el comino y mezclamos un poco más. Dejamos reposar la masa durante 30 minutos.

Formamos pequeñas bolas o minihamburguesas con la mezcla y las aplastamos un poco. Si la mezcla queda demasiado húmeda, se puede añadir un poco de pan rallado o harina de garbanzos.

Colocamos las croquetas en una bandeja de horno y las cocemos a 170 °C hasta que estén doradas por ambos lados.

TORTITAS DE AGUACATE Y GARBANZOS

- 500 g de garbanzos cocidos
- ¼ de aguacate
- 140 g de harina de garbanzos
- 2 huevos
- AOVE
- c/s de agua

Ponemos en un robot el aguacate, la harina, los huevos, el aceite y los garbanzos. Trituramos y añadiremos agua si nos hiciera falta para dar cremosidad a la masa.

En una sartén con aceite, echamos un poco de la masa y la dejamos dorar por un lado a fuego lento, hasta que empiece a burbujear y entonces le daremos la vuelta. Repetir la operación hasta acabar con la masa.

Podemos acompañar las tortitas con una ensalada, como guarnición.

CROQUETAS DE ZANAHORIA

- 400 g de zanahoria
- 2 huevos
- 100 g de queso semicurado bajo en sal
- 70 g de pan rallado
- Una pizca de cúrcuma
- AOVE

Prueba a hacerlas con diferentes quesos o con coliflor. Añade semillas de chía en remojo en lugar del huevo.

Cortamos la zanahoria en trozos grandes y la mezclamos en un procesador de alimentos con los huevos, el pan rallado, el queso y la cúrcuma. Trituramos hasta obtener una masa compacta y la reservamos en la nevera durante 10-15 minutos.

Precalentamos el horno a 200 ºC, mientras con la ayuda de dos cucharas vamos formando montoncitos de la masa sobre una bandeja de horno forrada con papel sulfurizado.

Las horneamos unos 15-20 minutos y ya estarán listas para comer.

CROQUETAS DE LENGUADO

- 250 g de lenguado
- 200 g de patata pelada cocida
- ½ cebolla
- ½ puerro
- c/s de harina de garbanzos o pan rallado sin gluten
- AOVE

Pelamos y picamos la cebolla y el puerro, y los pochamos en una sartén con un buen chorro de aceite de oliva. Mientras tanto, picamos con un cuchillo el lenguado y se lo añadimos a las verduras.

Machacamos las patatas como si quisiéramos hacer un puré. Les añadimos el lenguado y las verduras, y mezclamos todo bien. Vamos añadiendo harina o pan rallado poco a poco hasta conseguir una masa firme.

Precalentamos el horno a 180 °C y vamos formando croquetas con la masa. Las disponemos sobre una bandeja de horno con papel sulfurizado y las horneamos unos 15 minutos hasta que queden bien doradas.

TIPS
Cuidado de no pasarnos con la cocción de las patatas para que no queden muy aguadas y que sea más difícil hacer las croquetas.

También podemos hacer las croquetas con forma redonda y aplastadas, y dorarlas en la sartén.

Puedes prepararlas con tofu o seitán.

BOLLITOS DE MAÍZ CON POLLO Y AGUACATE

- 1 + ½ tazas de harina de maíz
- ¾ de taza de agua
- 2 cucharadas de AOVE
- 2 l de caldo de vegetales o de pollo o agua
- Pechuga de pollo cocida y desmenuzada
- Aguacate para acompañar

Mezclamos en un bol con la espátula la harina de maíz, el aceite, el pollo y el agua. Tomamos dos cucharadas de la mezcla y formamos un bollito, apretándolo para comprimirlo. Repetimos la operación con el resto de la masa.

Calentamos el caldo o el agua a fuego alto hasta que empiece a hervir, y, entonces, bajamos el fuego. Usando una espumadera, introducimos los bollitos en el agua delicadamente para que no se rompan.

Los cocemos alrededor de 25-30 minutos o hasta que estén totalmente hechos. Si nos vamos quedando sin agua o caldo, le añadimos más para mantener el mismo nivel.

TIPS
Prueba a preparar los bollitos solo con harina de maíz, agua y aceite para una alternativa sin gluten.

Puedes sustituir el pollo por tofu rallado o soja texturizada.

CREMA DE AVELLANAS Y CACAO

- 200 g de avellanas tostadas
- 10 dátiles Medjoul
- 5 cucharadas de cacao en polvo sin azúcares o 3 de harina de algarroba

Trituramos las avellanas con la túrmix o en el robot de cocina hasta obtener una crema sin grumos.

Añadimos los dátiles y el cacao, y seguimos triturando hasta que quede bien mezclado.

Una vez lista, guardamos la crema en tarros de cristal en la nevera.

TIPS
En vez de avellanas, podemos emplear almendras.

Podemos añadirle un chorrito de aceite de oliva suave para darle cremosidad.

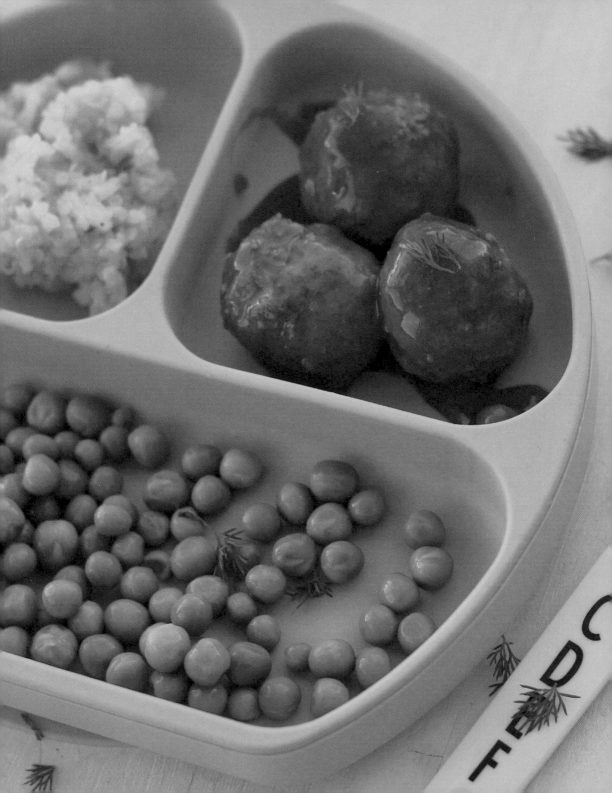

ALBÓNDIGAS NAPOLITANAS

- 400 g de carne picada de ternera (o bien 200 g de cerdo y 200 g de ternera)
- 50 g de miga de pan mojada en agua
- 2 huevos
- 1 diente de ajo
- Perejil picado
- c/s de harina
- AOVE

Para la salsa:
- Cebolla
- Zanahoria
- Tomate natural triturado
- Hojas de laurel, tomillo, romero

Empezamos elaborando las albóndigas. En un bol, ponemos la carne picada, el diente de ajo picado, el perejil, la miga de pan desmenuzada y los huevos. Dejamos reposar 15 minutos en la nevera.

Pasado el tiempo, formamos las albóndigas con las manos y las pasamos por harina.

En una sartén con aceite, las cocemos hasta que queden doradas. Las dejamos reposar sobre papel de cocina para que absorba el exceso de aceite.

Para la salsa:

Pochamos la cebolla y la zanahoria picadas, y añadimos el tomate natural triturado (previamente, escaldamos, pelamos y trituramos los tomates). Incorporamos laurel, tomillo, romero o la hierba que más nos guste, y lo dejamos cocer todo a fuego lento.

Cuando el tomate haya perdido bastante agua, agregamos las albóndigas y dejamos cocer el conjunto unos 20 minutos hasta que la salsa se acabe de espesar.

PATÉ DE TERNERA

- 2 cebollas medianas picadas
- 2 dientes de ajo
- 500 g de carne de ternera en cubitos
- ¾ de taza AOVE
- Perejil

Pochamos en una sartén las cebollas y los dientes de ajo unos minutos hasta que estén suaves. Agregamos la carne de ternera y la cocemos hasta que pierda el color rojo. Retiramos la sartén del fuego y dejamos que la mezcla se enfríe.

Forramos un molde con papel de horno y lo untamos con aceite. Pasamos la mezcla de carne a un procesador de alimentos y la picamos muy fina.

Agregamos a la mezcla el perejil bien picado y la pasamos al molde. Refrigeramos durante al menos 4 horas antes de servir.

TIPS
Prueba a sustituir la carne de ternera por pollo, cordero, cerdo...

También puedes emplear lentejas cocidas en vez de carne.

PASTEL DE PESCADO

- 1 calabacín
- ½ cebolla
- 1 ajo
- ¼ de pimiento verde
- 2 huevos
- 2 patatas
- 200 g de pescado en filetes
- AOVE
- c/s de agua
- Eneldo

Pelamos y hervimos las patatas en un cazo con agua hasta que estén tiernas.

En una sartén con un poco de aceite de oliva, hacemos un sofrito con la cebolla, el pimiento y el ajo, todo bien picado, y añadimos un poco de eneldo fresco y los filetes de pescado, previamente picados.

En un bol desmenuzamos las patatas, añadimos los huevos batidos, un poco de agua de la cocción de las patatas, en caso de que fuera necesario, y el sofrito de pescado.

Con la ayuda de un pelador, hacemos tiras de calabacín y forramos un molde de bizcocho o pan con ellas.

Rellenamos el molde con la mezcla y cerramos las tiras de calabacín.

Horneamos a 180 °C durante unos 10-12 minutos hasta que el huevo haya cuajado.

PASTEL DE CARNE

- 1 berenjena
- ½ cebolla
- 1 diente de ajo
- ¼ de pimiento rojo
- 2 huevos
- 2 patatas peladas y cocidas
- 1 tomate triturado
- 200 g de carne picada al gusto (pollo, cerdo, ternera…)
- AOVE
- c/s agua
- Perejil

En una sartén con un poco de aceite de oliva preparamos un sofrito con la cebolla, el pimiento y el ajo, todo bien picado, y añadimos un poco de perejil fresco, el tomate y la carne picada. Cocemos el conjunto durante unos minutos.

En un bol desmenuzamos las patatas, añadimos los huevos batidos, un poco de agua (en caso de que fuera necesario) y el sofrito de carne.

Con la ayuda de un pelador hacemos tiras de berenjena y forramos un molde con ellas.

Rellenamos el molde con la mezcla y cerramos las tiras de berenjena.

Horneamos a 180 °C durante unos 10-12 minutos hasta que el huevo haya cuajado.

VEGANESA SUAVE

- ¼ de taza de bebida de soja
- 1 taza de AOVE suave
- Cúrcuma
- El zumo de ½ limón

Ponemos la soja en el fondo del vaso de la túrmix, y añadimos cúrcuma, el zumo de limón y el aceite.

Introducimos el brazo de la túrmix y con cuidado y subiendo poco a poco vamos cuajando la mezcla.

Veremos que se irá espesando poco a poco y mezclando.

Cuanto más aceite le agreguemos, más espesa nos quedará, aunque si nos pasamos puede llegar a cortarse.

A esta base, una vez lista se le puede añadir cualquier ingrediente que se os ocurra para darle el sabor.

BOLITAS DE ARROZ CON BACALAO

- 400 g de arroz
- 300 g de bacalao sin espinas
- 150 g de tomate triturado
- 1 l de caldo de pescado sin sal o agua
- 1 pimiento rojo pequeño
- 1 pimiento verde
- 1 diente de ajo
- 1 cebolla
- AOVE

Picamos bien todas las verduras y las rehogamos en una paella con un buen chorro de aceite de oliva a fuego lento hasta que estén tiernas.

Añadimos el tomate, dejamos que se sofría unos 10 minutos más y entonces echamos el arroz.

Lo cubrimos todo con el caldo, subimos el fuego y lo cocemos alrededor de unos 10-12 minutos, que será cuando añadamos el bacalao.

Terminamos de cocerlo y lo dejamos reposar 5 minutos. Por último, formamos croquetas.

TIPS
Si el arroz se queda sin caldo y aún no está cocido, puedes añadir más líquido.

Puedes sustituir el bacalao por pollo o por tofu o cualquier otro pescado.

Si dejas que el arroz se pase de cocción, será más sencillo hacer las bolitas. Incluso si lo preparas con antelación y lo dejas enfriar, mucho mejor.

TRUFAS DE ALMENDRAS Y PASAS

- 1 taza de pasas
- 5 cucharadas de crema de almendras
- 20 g de coco rallado
- 30 g de harina de almendra
- Coco para el rebozado
- Canela en polvo

Trituramos las pasas junto con la crema de almendras.

Añadimos los ingredientes secos (menos el coco) y mezclamos todo bien hasta lograr una masa que podamos trabajar con las manos.

Hacemos bolas, las rebozamos con el coco y las dejamos enfriar en la nevera.

ÑOQUIS DE BONIATO O CALABAZA

- 1 kg de boniato o de calabaza cacahuete
- 300 g de harina (más la que acepte durante el amasado)
- 1 huevo
- c/s de queso parmesano rallado
- Una pizca de nuez moscada

Limpiamos los boniatos y los asamos en el horno precalentado a 200 °C, hasta que estén blandos. El tiempo aproximado es mínimo de 45 minutos. Para saber si están bien cocidos, los pinchamos con un palillo para comprobar la textura.

Los dejamos enfriar, los pelamos y los ponemos en un bol. Los aplastamos con un tenedor hasta lograr un puré. Añadimos el huevo, la nuez moscada y el queso.

Incorporamos la harina, tamizada para evitar grumos, y lo mezclamos bien.

Enharinamos la mesa y vertemos en ella la mezcla para acabar de amasarla. Iremos añadiendo harina si vemos que resulta muy pegajosa, siempre vigilando de no pasarnos.

Hacemos churros y los cortamos en trozos de unos 2 o 3 cm de largo con las manos enharinadas para evitar que se nos peguen.

Los cocemos en agua hirviendo hasta que floten en la superficie, momento en que ya estarán hechos y los podremos escurrir y servir con un chorro de aceite para evitar que se peguen entre ellos.

Puedes prepararlos con boniato blanco, patata...

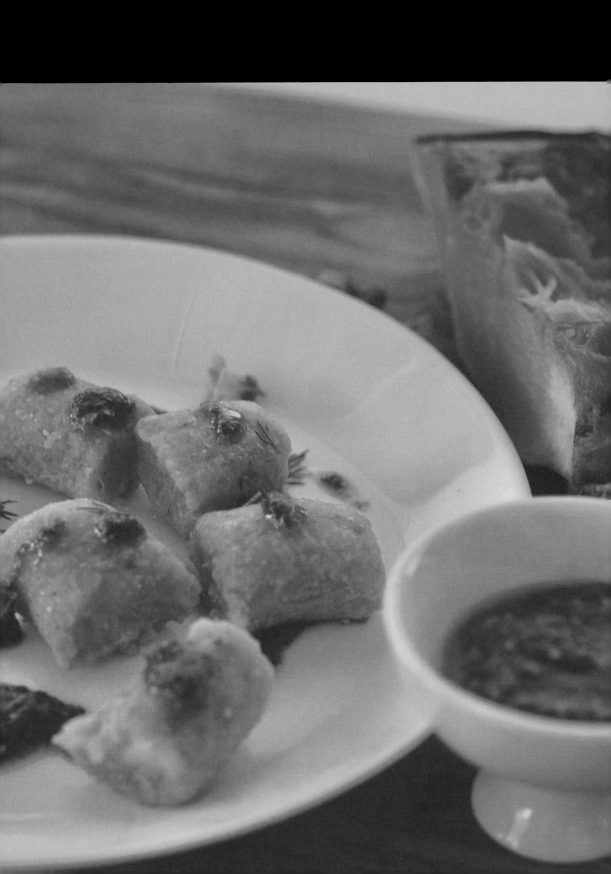

GUACAMOLE DE GUISANTES

- 2 aguacates
- 100 g de guisantes
- ¼ de cebolla tierna
- 3 hojas de cilantro
- AOVE

Cocemos los guisantes unos 5 minutos y los dejamos enfriar.

Pelamos el aguacate, le sacamos el hueso y lo trituramos con los guisantes, el cilantro y aceite de oliva con la ayuda de un robot.

La textura del guacamole debe ser espesa pero no demasiado, para que el pequeño pueda degustarlo tanto con las manos como mojando pan.

Menú sugerido a los 9 meses

- **A los 9 meses** se puede ofrecer alguna fruta en las meriendas. Tal vez alguna comida no se realice, puesto que el bebé quizá no muestre apetito; tal vez haya que hacer una pausa en las pruebas los días en los que broten los dientes, ya que solo querrán leche materna o fórmula (podremos hacer polos de fruta o leche materna); podremos repetir comidas en la semana o servir en varias cenas verduras con hummus y fruta y así ir adaptando estas recomendaciones a la rutina y disponibilidad de tiempo de la familia.

	Lunes	Martes	Miércoles
Desayuno	**Melocotón o manzana** a la vainilla	**Tostadas con tomate** rallado + Aceite de oliva virgen extra	**Fruta de temporada** (plátano mandarina/ nectarina)
Almuerzo	**Leche materna o fórmula infantil a demanda**	**Leche materna o fórmula infantil a demanda**	**Leche materna o fórmula infantil a demanda**
Comida	**Macarrones** con boloñesa de **lentejas** Brócoli al vapor	Croquetas de **lenguado** **Fruta de temporada**	Tortitas de **calabacín y avena**
Merienda	**Leche materna o fórmula infantil a demanda**	**Leche materna o fórmula infantil a demanda**	**Leche materna o fórmula infantil a demanda**
Cena	**Champiñones** salteados + Palitos de **boniato** asado y aguacate	**Garbanzos** salteados con **verduras**	Tofu/pollo a la plancha + B rócoli salteado con patata

Jueves	Viernes	Sábado	Domingo
Bizcochitos de **zanahoria**	**Fruta de temporada** (sandía/papaya/naranja) Tortitas de plátano	Tostadas con **aguacate** aplastado	**Tostadas con tomate** rallado + Aceite de oliva virgen extra
Leche materna o fórmula infantil a demanda	**Leche materna o fórmula infantil a demanda**	**Leche materna o fórmula infantil a demanda**	**Leche materna o fórmula infantil a demanda**
Bolitas de **arroz con bacalao** **Zanahoria** rallada	**Hamburguesas de pavo y aguacate** Palitos de **boniato** al horno	**Ñoquis de calabaza** **+Pollo** desmenuzado	Pastel de carne
Leche materna o fórmula infantil a demanda	**Leche materna o fórmula infantil a demanda**	**Leche materna o fórmula infantil a demanda**	**Leche materna o fórmula infantil a demanda**
Tostadas con hummus de brócoli Fruta de temporada	Hummus con palitos de pepino + **Fruta** de temporada	**Verduras** asadas + **Fruta** de temporada	**Calabacines** rellenos con boloñesa de lentejas + **Fruta** de temporada

BLW a los 12 meses

¿Ha pasado ya 1 año? Parece mentira lo rápido que se han ido los meses y han quedado atrás muchos de los miedos que nos acompañaron cuando nuestro peque probó sus primeros bocados. Hemos ido aprendiendo que, con preparación y sentido común, además de la confianza que nos ha dado el ser testigos de sus logros, podremos poner en práctica el método de alimentación que mejor se adapte a las necesidades familiares y que resulte de apoyo en la tarea de sentar las bases para un mejor futuro.

BLW A PARTIR DE LOS 12 MESES
LLEGAR AL PRIMER AÑO

En esta etapa se espera que el bebé esté completamente incorporado a la mesa familiar, compartiendo con sus padres o demás familiares desayunos, meriendas, comidas y cenas.

Sería ideal mantener la lactancia durante al menos 12 meses más (tal y como sugiere la OMS), pero en aquellos casos en los que el bebé se haya alimentado con fórmula, a partir de esta edad ya podrá tomar leche entera de vaca y diremos adiós al biberón.*

Para organizar el menú diario familiar será aconsejable seguir el método del plato y priorizar el consumo de frutas y vegetales, seguidos de cereales integrales y/o tubérculos, proteínas de origen vegetal, huevos y pescado; grasas saludables y agua.

¿La mejor merienda? Una pieza de fruta.

¿Lo que no debería nunca faltar en comidas y cenas? Un plato de vegetales frescos y/o cocidos.

Será conveniente recordar que si el bebé no ha probado aún el azúcar ni los productos ultraprocesados (galletas, bollería...), podrá disfrutar en mayor medida de los sabores reales que los alimentos ofrecen, por lo que se recomienda limitar el acceso a estos productos durante el tiempo que sea posible y disfrutar juntos de alimentos y recetas preparados en casa, con mucho amor, como los que descubriremos a continuación...

---

* Cuando la familia así lo decida. En caso de querer sustituirla por alternativas vegetales se recomienda consultar con un dietista-nutricionista.

A los 12 meses, el bebé habrá de estar incorporado a la mesa familiar y seguiremos teniendo una gran oportunidad para instaurar o afianzar los mejores hábitos alimentarios posibles. Por ello:

Prioriza la comida real: ofrece y consume alimentos (en lugar de productos). Al igual que con el BLW, seguiremos ofreciendo un trozo de patata cocida con aceite de oliva virgen extra, unos palitos de boniato al horno, un trozo de plátano, un ramito de brócoli al vapor, una hamburguesa de ternera o de legumbres, un porridge de avena con manzana y canela, entre otros, que serán opciones mucho mejores a las galletas (a pesar de que sean ecológicas o en muchos casos indiquen no llevar azúcar) u otros procesados.

Evita el azúcar agregado y ten a mano alternativas para los dulces. Si hablamos de azúcar, cuanto menos, mejor, y este consejo debería aplicarse por igual en adultos y en niños, aunque suele complicarse por dos motivos:

> El azúcar se encuentra oculto en gran parte de los productos refinados, bebidas y potitos (un solo potito puede llegar a exceder el límite superior recomendado), por lo que incluso sin agregarla en nuestras preparaciones solemos consumir más de lo deseable.

> Muchas personas asocian la infancia con los dulces y estos a la diversión, por lo que suelen ser muy permisivas en cuanto a su consumo y puede resultar misión imposible evitarlos cuando se los ofrecen en el colegio, en el parque, a la salida del cole, en casa de familiares...

¿QUÉ PODRÍA HACERSE ENTONCES?
A PARTIR DE LOS 12 MESES

Sustituir en las meriendas las galletas dulces, chocolates y gominolas por frutas, frutas desecadas como pasas o albaricoques secos, helados de fruta natural o frutos secos.

Evitar refrescos, zumos envasados o bebidas achocolatadas y favorecer siempre el consumo de agua, para lo que pueden utilizarse botellas de colores o pajitas de distintas formas. Preferir alimentos integrales en lugar de refinados.

Sustituir el azúcar refinado y/o edulcorantes por dátiles o pasta de dátiles, puré de manzana o pera y/o plátano.

No es necesario que te conviertas en chef, pero sí que sepas preparar comidas sencillas y saludables.

Aunque se necesite un mínimo de planificación y algo de práctica, los beneficios de ofrecer comida hecha en casa son muchos: se podrán utilizar ingredientes de calidad, incluir gran variedad de frutas y/o vegetales, o evitar el exceso de azúcares, sodio y de grasas de baja calidad.

Comer en casa además permitirá que compartas el tiempo de comida y aprovechar el momento para educar con el ejemplo: sírvete vegetales y frutas, atrévete a probar nuevos platos y evita realizar comentarios negativos (contar calorías, prohibir alimentos) o poner en práctica conductas inadecuadas (obligarlos a terminar la comida o utilizar alimentos como premio o castigo) que pudiesen llevarlos a establecer una mala relación con la comida.

Poner en práctica estos consejos puede requerir de paciencia y tiempo, pero sin duda la recompensa valdrá la pena.

En el método del plato encontrarás una guía que te será de utilidad a la hora de servir las comidas a los peques.

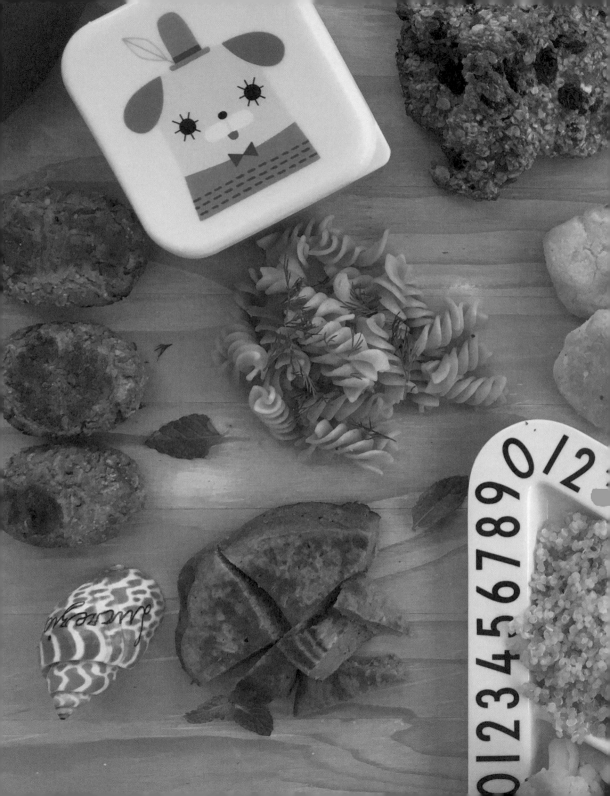

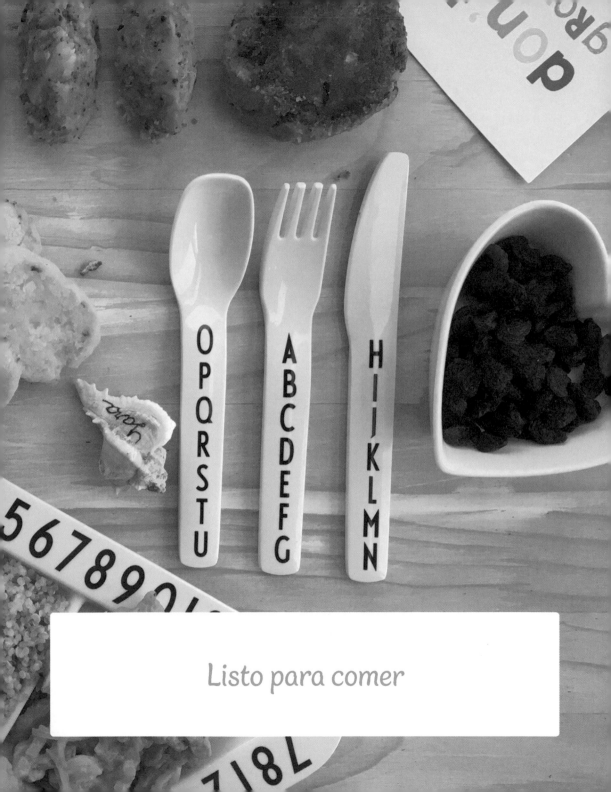

Listo para comer

BOLITAS DE ZANAHORIA Y CACAO

- ¾ de taza de zanahoria rallada
- ¾ de taza de harina de almendras
- 1 cucharadita de cacao crudo en polvo
- Una pizca de vainilla en polvo
- 6 dátiles Medjoul
- Aceite de coco

Ponemos todos los ingredientes en el robot de cocina y trituramos hasta que se troceen y mezclen.

Retiramos la masa del robot. La pasamos a un bol, le añadimos un chorrito de aceite de coco y formamos bolitas.

Una vez listas, las dejaremos reposar en la nevera unos 30 minutos.

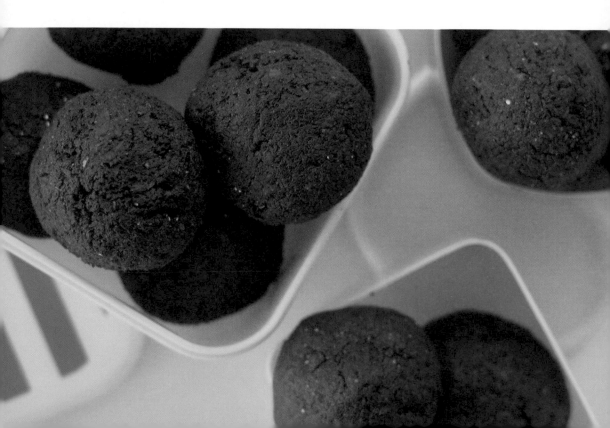

PETIT SUISSE DE FRESA Y PLÁTANO

- 20 fresas
- 1 plátano maduro
- 125 g de requesón sin sal
  (puede ser vegano o yogur de
  soja)

En un robot o con la túrmix, trituramos las fresas, el plátano y el requesón hasta obtener una cremosa, sabrosa, dulce y rica textura de petit suisse.

¡De este sí que se pueden comer 1, 2 o incluso 3!

TIPS
Puedes sustituir las fresas por arándanos, frambuesas, moras, papaya...

Si puedes, utiliza fresas cuando estén en plena temporada.

QUESADILLAS

- Tortillas de trigo (se pueden
  sustituir por tortillas de maíz
  para que sean sin gluten)
- 1-2 lonchas de queso o
  2 cucharadas de queso
  rallado/queso vegano
- Aguacate al gusto

Rellenamos la tortilla con el queso, doblamos y la calentamos en una sartén o en el microondas.

Una vez se funda el queso, la retiramos del calor, la dejamos enfriar y la cortamos en triángulos.

Servimos la tortilla con aguacate o incluso podemos poner el aguacate dentro.

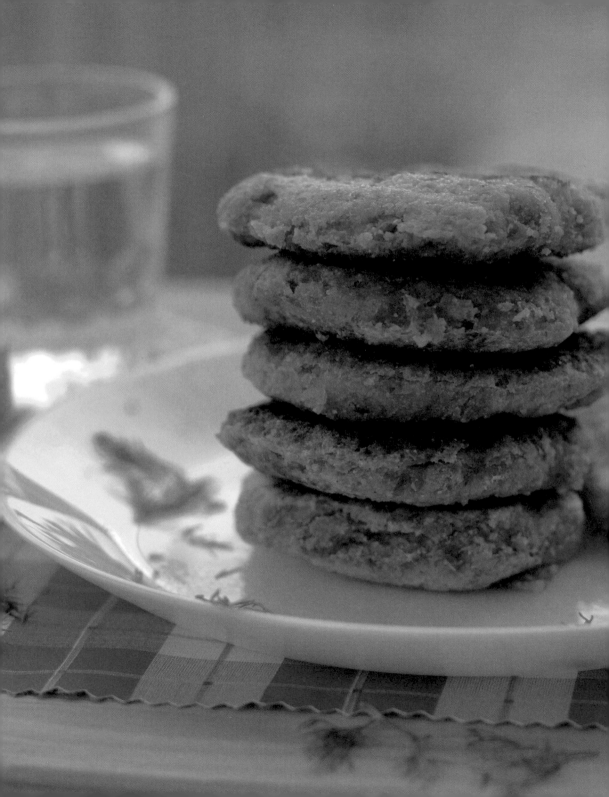

TORTITAS DE HABAS

- 500 g de habitas baby (congeladas o frescas)
- ½ aguacate
- 140 g de harina de maíz o de garbanzo
- 2 huevos
- AOVE
- c/s de agua

Cocemos durante 3 minutos las habitas en agua hirviendo.

Disponemos en un robot el aguacate, la harina, los huevos, las habitas y aceite. Trituramos y añadimos agua si hiciera falta para dar cremosidad a la mezcla.

En una sartén con aceite, echamos un poco de la masa y la dejamos dorar por un lado a fuego lento, hasta que empiece a burbujear, y entonces le damos la vuelta y la cocemos por el otro lado.

TIPS
Podemos sustituir los huevos por más harina de maíz o garbanzo o semillas de chía remojadas.

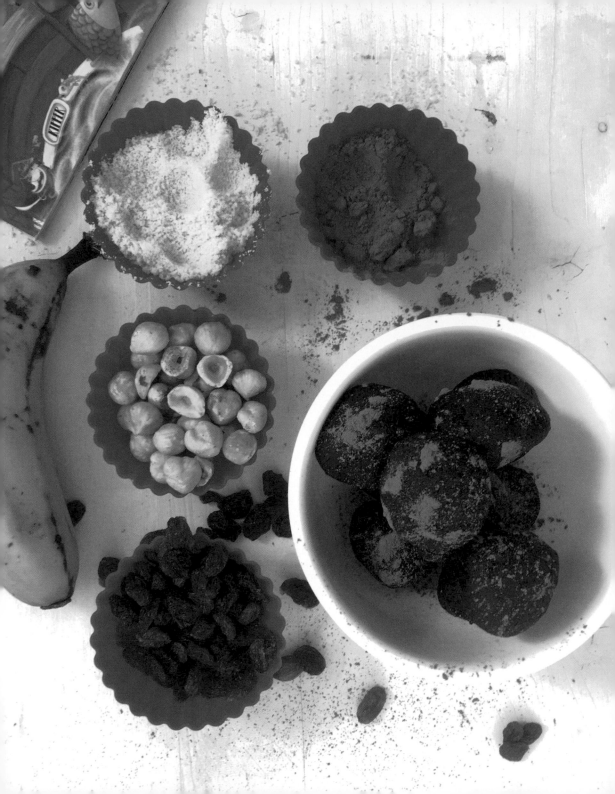

TRUFAS DE AVELLANAS Y PASAS

- 1 taza de avellanas tostadas o crudas
- 1 taza de pasas remojadas
- 1 plátano
- ½ taza de harina de almendras
- 1 cucharadita de algarroba en polvo

Mezclamos en un bol las avellanas, las pasas y el plátano.

En un robot de cocina lo trituramos hasta obtener una crema fina. Sin dejar de batir iremos añadiendo la harina y la algarroba poco a poco hasta que nos quede una masa que pueda trabajarse sin que se pegue en las manos.

Hacemos bolas del tamaño de una trufa y las dejamos enfriar en la nevera unos 20 minutos antes de servirlas.

TIPS
Pueden conservarse una semana en la nevera en un túper cerrado.

GUISO DE TOFU Y VERDURAS

- 1 puerro picado
- 1 cebolla picada
- 2 zanahorias en palitos
- 200 g de tofu en palitos
- AOVE
- Una pizca de cúrcuma
- Eneldo picado fresco (u otra hierba al gusto)

En una olla o sartén con un chorrito de aceite de oliva, hacemos un sofrito ligero con la cebolla y el puerro.

Añadimos el tofu, las zanahorias, la cúrcuma y cocemos todo durante 20 minutos, removiendo de vez en cuando para que no se pegue.

Cuando esté listo, espolvoreamos un poco de eneldo picado.

TIPS
Podemos utilizar cualquier tipo de verdura de temporada. Y también prepararlo con tofu, seitán, pollo, ternera...

Las especias y hierbas aromáticas también van al gusto de cada cual.

GUISO DE POLLO Y MANZANA

- ¼ de pechuga de pollo
- 2 manzanas
- ½ puerro
- 1 patata
- AOVE
- ½ cucharadita de cúrcuma
- Agua

Lavamos, pelamos y troceamos las manzanas, la patata y el puerro.

Ponemos una olla al fuego con un poco de aceite y pochamos el puerro

Añadimos la patata, el pollo troceado y la cúrcuma. Lo cubrimos todo con agua, tapamos la olla y subimos el fuego. Cocemos el conjunto durante unos 25-30 minutos. Cuando le falten unos 10 minutos añadimos las manzanas.

Cuando veamos que el pollo y la patata están tiernos, retiramos el caldo si nos ha quedado muy caldoso y lo reservamos para cocer un poco de arroz, mijo, quinoa…

TIPS
También puedes hacerlo con pera, zanahoria, calabaza, boniato… O con ternera, cordero, tofu…

CROQUETAS DE MIJO AL HORNO

- ½ taza de mijo
- 1 diente de ajo
- ¼ de calabaza
- 1 cebolla
- 1 puerro
- 2 cucharadas de harina de avena sin gluten o de garbanzo
- 1 + ½ vaso de caldo de verduras
- La ralladura de ½ naranja
- Una pizca de curry
- AOVE
- Pan rallado sin gluten
- 1 huevo

Cocemos el mijo, con la siguiente proporción: 1 parte de mijo por 3 de agua, durante 17 minutos y lo reservamos. Picamos la cebolla, el puerro y el diente de ajo. Rallamos la calabaza y lo freímos todo en una sartén con un poco de aceite.

Cuando esté bien cocido el sofrito, añadimos el mijo, la ralladura de naranja, el curry y la harina, y removemos hasta que todo quede incorporado.

Añadimos el caldo, removemos lentamente y cocemos el conjunto durante unos 10 minutos, hasta que veamos que nos queda una masa cremosa y densa, casi como un puré de patatas. Dejamos enfriar cuando esté lista.

Batimos el huevo y, con las manos húmedas, formamos las croquetas. Las pasamos por el huevo y por el pan rallado y las colocamos en una bandeja forrada con papel de horno untado con un chorrito de aceite de oliva.

Introducimos la bandeja con las croquetas en el horno, precalentado a 180 °C, durante unos 12 minutos. Una vez las veamos doradas les damos la vuelta y seguimos horneándolas hasta que queden doradas por ambas caras.

TIPS
Puedes eliminar el huevo para el rebozado y hacerlas veganas.

GUISO DE TERNERA Y VERDURITAS

- 300 g de ternera magra para guisar
- 1 cebolla
- 1 boniato rojo o 2 patatas
- 2 zanahorias
- 1 tomate
- Laurel
- AOVE

Troceamos la ternera y la marcamos en una olla con un chorro de aceite.

Picamos la cebolla en juliana y el tomate en cuatro. Incorporamos la cebolla a la olla y la rehogamos a fuego lento.

Cuando haya tomado color, le añadimos el tomate, el laurel, el boniato y las zanahorias previamente peladas y troceadas, y cubrimos todo con agua.

Si tenemos olla a presión, tapamos y la dejamos cocer unos 35-40 minutos. En caso contrario, lo podemos cocer a fuego medio, controlando que no nos quedemos sin agua, durante 2-3 horas.

Cuando la ternera esté bien tierna y las verduras queden con una textura muy suave, el guiso estará listo.

TIPS
Se conserva 4-5 días en la nevera.

GUISO DE LENTEJAS

- 300 g de lentejas
- 100 g de mijo
- 1 hoja de laurel
- 1 cucharadita de comino
- 1 cebolla
- 1 pimiento verde
- ½ puerro
- ½ apio
- 1 tomate
- 3 zanahorias
- 1 diente de ajo
- 1,5 l de agua
- AOVE
- Vinagre de manzana

Picamos bien fino el puerro, el apio, la cebolla, el ajo y el pimiento, y lo sofreímos todo en una olla con un chorro de aceite a fuego lento.

Añadimos el comino, el tomate, el laurel y la zanahoria cortada en cubitos, y lo cubrimos todo de agua.

Una vez rompa a hervir, añadimos las lentejas. Cuando vuelva a hervir, bajamos el fuego y proseguimos la cocción hasta que las lentejas queden tiernas (el tiempo dependerá de la variedad de la legumbre escogida).

Cuando queden unos 20 minutos de cocción, añadimos el mijo. Si vemos que se va espesando, incorporamos algo más de agua.

Una vez pasado el tiempo, retiramos la olla del fuego y le añadimos un buen chorro de vinagre. Con eso le damos un toque de sabor y mejoramos la absorción del hierro de la legumbre.

No hace falta poner las lentejas en remojo. Tampoco que la cocción parta de agua fría.

TIPS

Podemos añadir la sal una vez les hayamos servido a los pequeños, si son menores de 1 año.

NUGGETS DE POLLO Y COCO

- 2 pechugas de pollo
- 2 huevos
- c/s de harina integral
- c/s de pan rallado o coco
- AOVE

Cortamos el pollo en tiras. Lo introducimos en una bolsa alimentaria, en otra los huevos y en una más el coco.

Añadimos la harina al pollo y mezclamos bien. Retiramos el pollo y lo pasamos a la bolsa con los huevos y volvemos a mezclar. Retiramos nuevamente el pollo y lo pasamos a la bolsa con el coco. Agitamos.

Precalentamos el horno a 180 ºC, asamos las tiritas de pollo rebozadas hasta que veamos que estén doradas. Pueden ser unos 10-15 minutos.

POLLO AL CURRY CON QUINOA

- 200 g de quinoa
- 2 pechugas de pollo
- 1 puerro
- 1 cebolla
- 300 g de requesón sin sal
- c/s de agua
- AOVE
- 1 cucharadita de curry
- 1 cucharadita de cúrcuma

Cocemos la quinoa en agua hirviendo durante unos 17 minutos, la escurrimos y la reservamos.

En una sartén con aceite de oliva preparamos un sofrito con el puerro y la cebolla bien picados hasta que queden pochados.

Añadimos el pollo cortado en cubos y seguimos rehogando hasta que esté prácticamente hecho. Será entonces cuando incorporemos el curry, la cúrcuma y el requesón previamente triturado con un poco de agua.

Seguimos cociendo lentamente el conjunto hasta obtener un pollo jugoso.

Lo acompañamos con la quinoa y las verduras que más nos gusten.

TIPS
Puedes sustituir el pollo por salmón, merluza, rape, tofu, tempeh... y hacerlo a tu gusto.

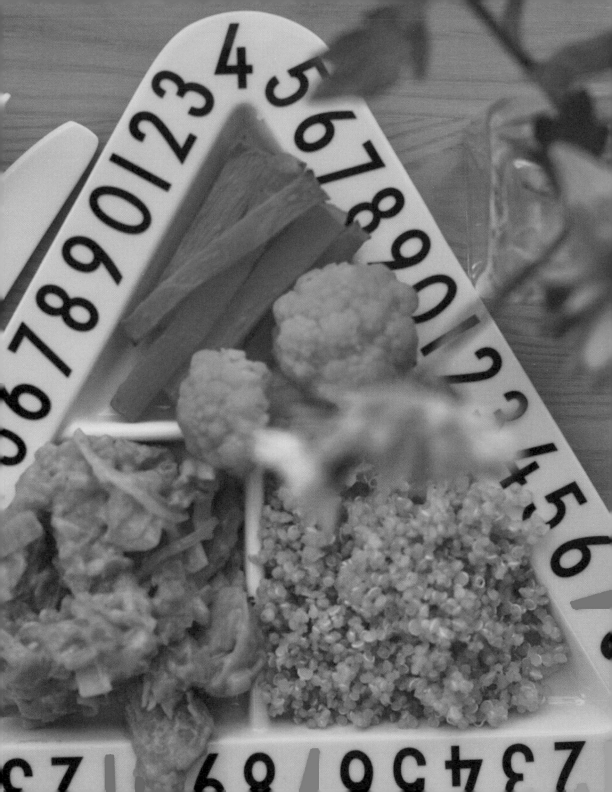

PASTEL DE VERDURAS

- 1 calabacín
- ½ cebolla
- 1 diente de ajo
- 1 puerro
- 2 huevos
- 2 patatas
- 1 zanahoria
- 1 boniato
- 1 brócoli
- 1 coliflor
- AOVE
- c/s agua
- Perejil

Pelamos y cocemos las patatas, la zanahoria, el boniato, el brócoli y la coliflor en un cazo con agua hasta que estén tiernos.

En una sartén con un poco de aceite de oliva hacemos un sofrito con la cebolla, el puerro y el ajo, todo bien picado, y añadimos un poco de perejil fresco.

En un bol, chafamos las verduras cocidas y agregamos los huevos batidos, el sofrito y un poco de agua de la cocción de las verduras, en caso de que quedara una masa muy seca.

Con la ayuda de un pelador hacemos tiras de calabacín y forramos un molde con ellas.

Rellenamos el molde con la masa y cerramos las tiras de calabacín.

Horneamos a 180 °C durante unos 10-12 minutos hasta que el huevo haya cuajado.

TIPS
Puedes añadir cualquier verdura que prefieras para el relleno y para el sofrito.

GUACAMOLE CON BRÓCOLI Y PARMESANO

- 2 aguacates
- 1 brócoli
- ¼ de cebolla
- 1 diente de ajo
- c/s de queso parmesano rallado
- AOVE

Cocemos el brócoli partiendo de agua hirviendo hasta que esté al dente. Reservamos.

Por otro lado, en una sartén con un chorro de aceite, sofreimos el diente de ajo y la cebolla picados hasta que estén bien pochados.

Trituramos todo en un procesador de alimentos junto con los aguacates y el queso hasta que quede una mezcla de textura grumosa, o más cremosa, según tu gusto.

Recuerda que si es para niños mayores de 1 año puedes añadirle una pizca de sal yodada o de pimienta, lo que hará que se potencie su sabor.

TIPS
Podemos prescindir del queso o añadirle uno vegano.

BIZCOCHO DE CUMPLE

- 4 huevos
- 2 yogures de soja naturales
- ½ medida de yogur de aceite de oliva suave
- 1 medida de yogur de pasas en remojo y trituradas
- 2 + ½ medidas de yogur de harina integral
- ½ medida de yogur de harina de algarroba.
- 1 sobre de levadura química
- La ralladura de 1 limón
- 1 cucharadita de canela en polvo

DAIRY FREE

Cascamos los huevos en un bol grande, agregamos las pasas, y batimos bien con las varillas, hasta montarlo. Añadimos los dos yogures de soja.

Añadimos el aceite y seguimos mezclando bien. Incorporamos la ralladura junto con la canela en polvo. Agregamos la harina integral, la harina de algarroba y la levadura, y removemos hasta obtener una masa homogénea.

Forramos una bandeja de horno con papel vegetal y vertemos la masa. La cocemos durante 30-35 minutos a 180 °C.

Sabremos que el bizcocho está listo cuando, al pincharlo con un cuchillo, este salga limpio.

Menú sugerido a los 12 meses

- **A los 12 meses, el bebé** ya compartirá todas las comidas con el resto de la familia y seguiremos esforzándonos en ser el mejor ejemplo que podamos para ellos. En esta etapa debemos promover el consumo de 5 raciones de fruta y verdura cada día, por ello en la comida y la cena no faltarán vegetales crudos y/o cocidos, y en los desayunos y las meriendas, además de en otras comidas en caso de así preferirlo, incluiremos frutas de temporada.

	Lunes	Martes	Miércoles
Desayuno	**Tostadas con tomate** rallado + Aceite de oliva virgen extra + **Fruta** de temporada	Muffin de **plátano y avellanas**	Tostada con **hummus de limón y eneldo** + **Fruta** de temporada
Almuerzo	**Leche materna o fórmula infantil a demanda** + Fruta de temporada	**Leche materna o fórmula infantil a demanda** + Fruta de temporada	**Leche materna o fórmula infantil a demanda** + Fruta de temporada
Comida	Guiso de **tofu y verduritas** **Salmón** a la plancha, **quinoa** + **Aguacate**	Guiso de **lentejas con arroz** Ensalada de **zanahoria** rallada	Pastel de **pescado**
Merienda	**Leche materna o fórmula infantil a demanda** + Fruta de temporada	**Leche materna o fórmula infantil a demanda** + Fruta de temporada	**Leche materna o fórmula infantil a demanda** + Fruta de temporada
Cena	Tortilla de **patata** + **Tomate** en rueditas	Croquetas de **mijo al horno** + Palitos de pepino	Bollitos de maíz con **pollo y aguacate**

Jueves	Viernes	Sábado	Domingo
Barritas de **granola y dátiles** Tostada con queso fresco + Pera + Nueces trituradas	Tortitas de **plátano** **Crema** de frutos secos (para untar) + Plátano en rueditas	Tostadas con **revuelto de huevos** +**Vegetales** + **Fruta** de temporada	**Fruta de temporada** (sandía/papaya/naranja) Tortitas de plátano
Leche materna **o fórmula** **infantil a demanda** + Fruta de temporada	**Leche materna** **o fórmula** **infantil a demanda** + Fruta de temporada	**Leche materna** **o fórmula** **infantil a demanda** + Fruta de temporada	**Leche materna** **o fórmula** **infantil a demanda** + Fruta de temporada
Nuggets de **pollo y coco** Ensalada de **zanahoria** y col rallada	Minihamburguesas de **ternera** + Palitos de patata al horno + Tomate en rueditas	**Paella** de verduras	**Hamburguesas de pavo y aguacate** Palitos de **boniato** al horno
Leche materna **o fórmula** **infantil a demanda** + Galletas de avena y coco	**Leche materna** **o fórmula** **infantil a demanda** + Fruta de temporada	**Leche Materna** **o fórmula** **infantil a demanda** + Fruta de temporada	**Leche materna** **o fórmula** **infantil a demanda** + Polos de fruta o fruta asada (según temporada)
Ensalada de **pasta con tomate** + Pepino + Aceitunas negras + Queso feta (opcional)	**Arroz salteado con verduras y huevo**	**Verduras** asadas **Fruta** de temporada	**Quesadillas con ensalada de tomate** + Aguacate y cilantro

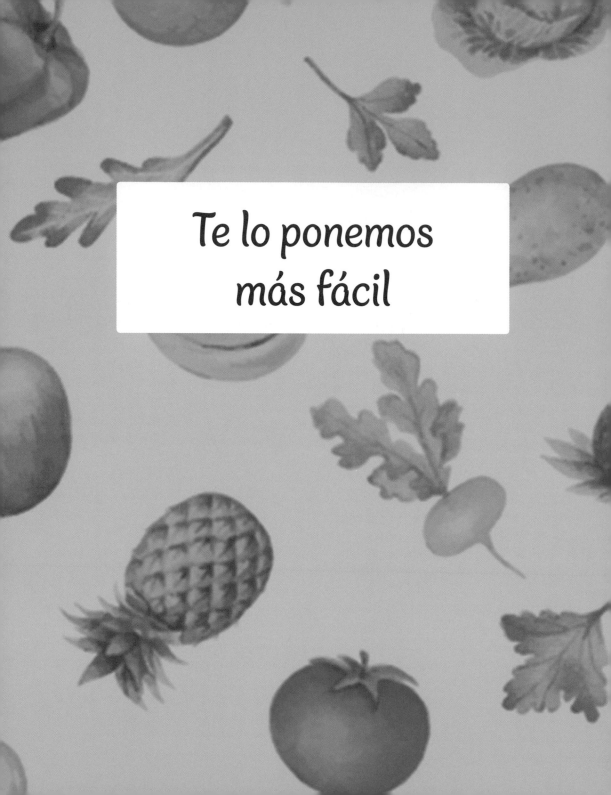

Te lo ponemos más fácil

MÉTODO DEL PLATO

Dieta basada en alimentos en lugar de productos, principalmente de origen vegetal (frutas, vegetales, cereales integrales, legumbres…), en la que se evitan productos azucarados y ultraprocesados.

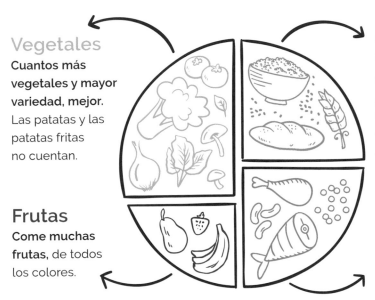

Vegetales

Cuantos más vegetales y mayor variedad, mejor. Las patatas y las patatas fritas no cuentan.

Frutas

Come muchas frutas, de todos los colores.

Aceite

Usa aceites saludables (como aceite de oliva o canola) **para cocinar, en ensaladas y en la mesa.** Limita la margarina (mantequilla). Evita las grasas saturadas.

Agua

Toma agua, té o café (sin azúcar). **Limita la leche y lácteos** (1-2 porciones al día) **y el zumo** (1 vaso pequeño al día). Evita las bebidas azucaradas.

Granos integrales

Come variedad de granos (cereales) integrales (como pan de trigo integral, pasta de granos integrales y arroz integral). Limita los granos refinados (como arroz blanco y pan blanco).

Proteína saludable

Escoge pescados, aves, legumbres (habichuelas/leguminosas/frijoles) y nueces; limita las carnes rojas y el queso; **evita beicon, tocino, carnes frias, fiambres y otras carnes procesadas.**

CALENDARIO DE INCORPORACIÓN DE ALIMENTOS

NACIMIENTO

Tu bebé está comenzando su viaje por la comida.
Él o ella obtendrá todos los nutrientes de la leche materna o la
fórmula, además de suplementos adicionales durante el primer año.

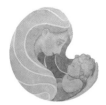

Leche materna

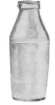

Fórmula y suplementos adicionales

4 MESES

Como segunda etapa, aún no es el momento de iniciar la
alimentación complementaria.

En caso de que decidas hacerlo (nunca antes de la semana 17),
consulta a un profesional de la salud.

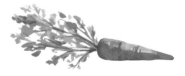

Primeras pruebas de trozos grandes y suaves en forma de palitos.
Un alimento al día e ir aumentando
progresivamente.

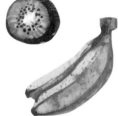

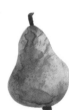

6 MESES

9 MESES

Hay un mayor desarrollo de la motricidad fina. Podemos ofrecer alimentos cortados en trozos más pequeños, así como 2-3 comidas al día, más las meriendas.

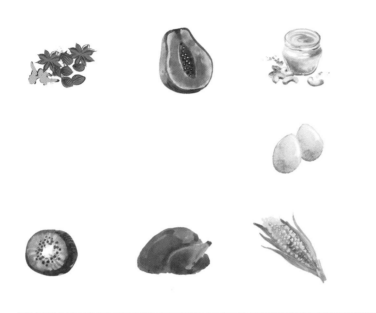

SIEMPRE

Disfrutar de la comida real en familia y fomentar los buenos hábitos alimentarios a través del ejemplo.

Disfrutar del proceso y respetar las señales de apetito/saciedad de los peques sin insistir en que coman cantidades determinadas (ante la duda, consultar con el pediatra y el dietista-nutricionista).

Ya puede disfrutar más de los alimentos e incorporarse a la mesa familiar. Sería genial mantener la lactancia materna, o cambiar la leche de fórmula por la leche de vaca entera. Ir abandonando los biberones y usar vasos. Y, sobre todo, seguir disfrutando de los alimentos y sus texturas.

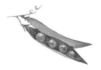

12 MESES

UNA AYUDA PARA FACILITAR LA INTRODUCCIÓN DE ALIMENTOS
DESDE EL NACIMIENTO HASTA LOS 12 MESES

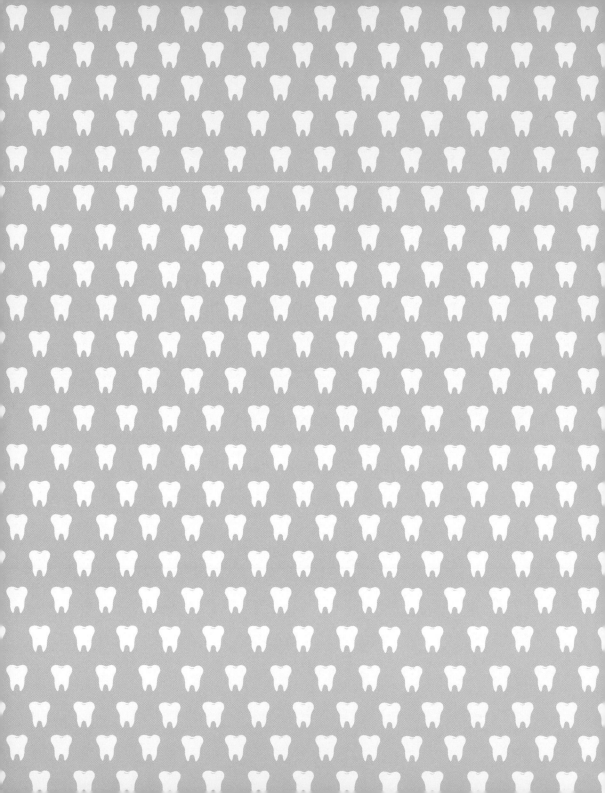

4-7 MESES
Los primeros dientes en erupcionar son generalmente los dos medios en la parte inferior (incisivos centrales inferiores).

8-12 MESES
Dientes superiores medios (aparecen los incisivos centrales superiores).

9-16 MESES
Los dientes superiores e inferiores justo al lado de los dientes centrales (incisivos laterales inferiores y superiores) emergen.

Los primeros molares aparecen en la parte inferior y la parte superior alrededor del mismo tiempo.

16-23 MESES
Los afilados dientes puntiagudos llamados «dientes caninos» emergen en la parte superior e inferior.

23-31 MESES
Los dientes posteriores o los segundos molares se abren paso en la parte inferior.

BROTE DENTARIO

Bibliografía

SOBRE BLW Y ATRAGANTAMIENTO:

Guía Práctica de Primeros Auxilios para Padres. Documento elaborado por la Sociedad Española de Cuidados Intensivos Pediátricos.
Disponible en: www.092cr.net/doc/guia%20primeros%20auxilios%20para%20padres%20y%20madres.pdf

https://www.criarconsentidocomun.com/el-riesgo-de-atragantamiento-y-asfixia-al-hacer-el-baby-led-weaning-blw/

http://pediatrics.aappublications.org/content/early/2016/09/15/peds.2016-0772

SOBRE BLW Y HIERRO:

http://nutrinenes.com/hierro-en-bebes-prevenir-la-anemia

https://comocuandocomo.com/a-vueltas-con-el-hierro-en-el-baby-led-weaning-blw/

SOBRE LA SOJA Y LOS MITOS SOBRE SU CONSUMO:

https://vegetariannutrition.net/docs/Soy-Safety.pdf

SOBRE EL VEGETARIANISMO EN NIÑOS:

https://www.eatrightpro.org/practice/position-and-practice-papers/position-papers/vegetarian-diet.ashx

https://unionvegetariana.org/2017/08/31/dieta-vegana-para-bebes-y-ninos/

https://juliobasulto.com/ninos-vegetarianos/

OTROS RECURSOS:

Documentos de la Asociación Española de Pediatría sobre Alimentación Infantil. Disponibles en: http://www.aeped.es/comite-lactancia-materna/documentos

LactApp http://www.lactapp.es/

E-lactancia http://www.e-lactancia.org/

Aprender a comer solo, de Lidia Folgar
El niño ya come solo, de Carlos González
Lucía Martínez - Dime Qué Comes http://www.dimequecomes.com/
Julio Basulto https://juliobasulto.com/